药酒大全

褚四红/主编

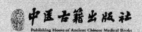

中医古籍出版社
Publishing House of Ancient Chinese Medical Books

图书在版编目（CIP）数据

药酒大全 / 褚四红主编. —— 北京：中医古籍出版
社, 2021.9
　ISBN 978-7-5152-2245-5

Ⅰ . ①药… Ⅱ . ①褚… Ⅲ . ①药酒—验方 Ⅳ .
①R289.5

中国版本图书馆CIP数据核字(2021)第065263号

药酒大全

主编　褚四红

策划编辑	姚强
责任编辑	张凤霞
封面设计	李荣
出版发行	中医古籍出版社
社　　址	北京东直门内南小街 16 号（100700）
电　　话	010-64089446（总编室）010-64002949（发行部）
网　　址	www.zhongyiguji.com.cn
印　　刷	天津海德伟业印务有限公司
开　　本	640mm×910mm　1/16
印　　张	16
字　　数	230 千字
版　　次	2021 年 9 月第 1 版　2021 年 9 月第 1 次印刷
书　　号	ISBN 978-7-5152-2245-5
定　　价	59.00 元

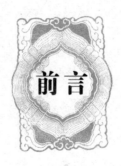

前言

　　中国的酒有5000年以上的悠久历史，在漫长的发展过程中，形成了独特的风格。它以霉菌为主要微生物的酒曲作为糖化与发酵剂，采用复式发酵、半固态发酵的方式酿造而成。

　　酒与文学艺术、养生保健的关系密不可分。中国酒文化源远流长，妙酒奇香，引得无数文人墨客吟诗作赋。药酒的应用更是祖国医学的一朵奇葩，古往今来不少养生医家借酒之功配以良药，使得久疾之人得以康复。很多药酒可通全身、松筋透骨，使血流通畅、恢复人受损的血管神经功能，给人意想不到的奇妙之感。

　　药酒是将中药有效成分溶解在酒中而制成的日常佳品，既保留了酒的独特之处，又发挥了中药的特异功效，还兼有取材容易、制作简单、加减灵活、费用低廉、服用方便、疗效可靠、便于储存等多种优势，内服、外用均宜，急症、久病皆可，特别是对一些顽疾难症疗效更为显著，受到历代医家的重视和广大群众的欢迎，被广泛应用于防病治病、养生保健等各个方面，已成为祖国医学的重要组成部分。

　　药酒的历史源远流长，古今记载药酒方的文献浩如烟海，本书是从茫茫药酒文献资料中撷取部分取材容易，制作方便，实用性、有效性、安全性较好的配方，介绍给广大读者，适合药酒爱好者阅读。书中药酒涉及大量中药，个别含有毒性（已在书中宜忌部分标出），仅作为药酒爱好者参考使用，居家自制请谨慎。

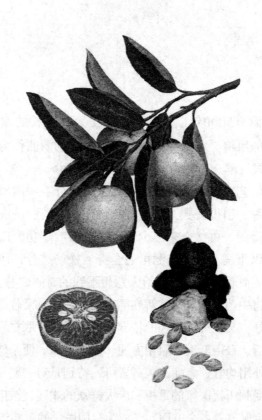

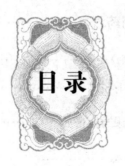

目录

上 篇 药酒的相关知识

下　篇　日常疾病的药酒治疗

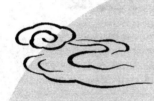

上 篇
药酒的相关知识

第一章

药酒的起源与发展

药酒的起源

药酒是选配适当中药材，用度数适宜的白酒或黄酒为溶媒，经过必要的加工，浸出其有效成分而制成的澄明液体。在传统工艺中，也有在酿酒过程加入适宜的中药材酿制药酒的方法。

药酒应用于防治疾病，在我国医药史上占有重要的地位，成为历史悠久的传统剂型之一，至今在国内外医疗保健事业中享有较高的声誉。本章将为大家介绍药酒的起源与发展历史。

我国最古老的药酒酿制方，出现在1973年马王堆出土的帛书《养生方》和《杂疗方》中。从《养生方》的现存文字中，可以辨识的药酒方共有5个：

（1）用天冬（即颠蕀）配合秫米等酿制的药酒（"以颠蕀为浆方"治"老不起"）。

（2）用黍米、稻米等制成的药酒（"为醴方"治"老不起"）。

（3）用石膏、藁本、牛膝等药同黍米酿制的药酒。

（4）用漆和乌喙（即乌头）等药物同黍米酿制的药酒。

（5）用漆、节（玉竹）、黍、稻、乌喙等酿制的药酒。

《杂疗方》中酿制的药酒只有一方，即用智（药名不详）和薜荔根等药同黍米放入甑（古代一种炊具）内制成醴酒。其中大多数资料已不齐，比较完整的是《养生方》"醪利中"的第二方。该方包括了整个药酒制作过程、服用方法、功能主治等内容，是酿制药酒工艺最早的完整记载，也是我国药学史上的重要史料。

药酒的发展

早在新石器时代晚期的龙山文化遗址中，就曾发现过很多陶制酒器。远古时代的酒要保存不易，所以大多数是将药物加入到酿酒原料中一起发酵的。采用药物与酿酒原料同时发酵的方法，发酵时间较长，药物成分可充分溶出。

殷商时代，酿酒业更加普遍。当时已掌握了曲蘖酿酒的技术。从甲骨文的记载可以看出，商朝对酒极为珍视，把酒作为重要的祭祀品。

到了周代，饮酒之风盛行，已设有专门管理酿酒的官员，称"酒正"，酿酒的技术也日臻完善。西周时期已有较完善的医学分科和医事制度。

先秦时期，中医的发展已达到可观的程度，医学典籍《黄帝内经》也出现于这个时代。

到了汉代，随着中药方剂的发展，药酒便渐渐成为其中的一部分，其表现是临床应用的针对性大大加强，疗效也进一步得到提高。采用酒煎煮法和酒浸渍法大约始于汉代。

隋唐时期，是药酒使用较为广泛的时期，许多典籍都收录了大量的药酒和补酒的配方和制法。记载最丰富的当数孙思邈的《千金要方》，共有药酒方80余种，涉及补益强身，内、外、妇科等几个方面，对酒及酒剂的不良反应也有一定认识，针对当时一些嗜酒纵欲所致的种种病症，研制了不少相应的解酒方剂。

宋朝时期，由于科学技术的发展，制酒事业也有所发展。由于活字印刷术的发明，加上政府对医学事业的重视，使得当时中医临

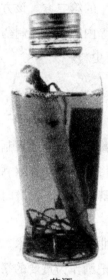

药酒

床和理论得到了发展，对药酒的功效也渐渐从临床上升到理论。

元代拥有当时世界上最繁华的都城，国内外名酒荟萃、种类繁多，更成为元代宫廷的特色。由蒙古族营养学家忽思慧编撰的《饮膳正要》就是在这个时期产生的，它是我国第一部营养学专著，共3卷，于元文宗天历三年（1330年）成书。

明代宫廷建有御酒房，专造各种名酒，尚有"御制药酒五味汤、真珠红、长春酒"；当时民间作坊也有不少药酒制作出售，都成为人们常酿的传统节令酒类，其中有不少就是药酒。举世闻名的《本草纲目》是由明代医药学家李时珍编撰而成，收集了大量前人和当代人的药酒配方，据统计有200多种，绝大多数是便方，具有用药少、简便易行的特点。

清代乾隆初年，就有"酒品之多，京师为最"之说。时人王孟英所编撰的一部食疗名著《随息居饮食谱》中的"烧酒"一栏就附有7种保健药酒的配方、制法和疗效，大多以烧酒为酒基，可增加药中有效成分的溶解。在清宫佳酿中，也有一定数量的药酒，如夜合枝酒，即为清宫御制大力药酒之一。

在元、明、清时期，我国已经积累了大量的药酒治病良方，前人的宝贵经验受到了医家的普遍重视，因而出版了不少著作，如元代忽思慧的《饮膳正要》、明代朱橚组织编写的《普济方》、清代丁尧臣的《奇效良方》、明代王肯堂的《证治准绳》等；其中明、清两代更是药酒新配方不断涌现的时期，如明代吴旻的《扶寿精方》、龚廷贤的《万病回春》《寿世保元》，清代孙伟的《良朋汇集经验神方》、陶承熹的《惠直堂经验方》、项天瑞的《同寿录》等。

民国时期，由于战乱频繁，药酒研制工作和其他行业一样，也受到一定影响，进展不大。中华人民共和国成立以后，政府对中医中药事业的发展十分重视，建立了不少中医医院、中医药院校，开办药厂，发展中药事业，使药酒的研制工作呈现出新的局面。

随着现代科学技术的发展，中医从业者对中医药理论有了进一步的理解和深层次的阐述，特别是对中药成分的分类、结构、性质等有了更加明确的认识。目前，酒的酿造工艺日臻完善，质量标准的制订使得药酒质量大大提高，并且逐渐趋于产业化。

我们有理由相信，中华药酒在继承和发扬传统药酒制备方法优点的基础上，结合先进的现代酒剂制备工艺，必定会发生质的突破，在预防和治疗疾病方面的功效也将会更加显著。

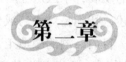

第二章
药酒的特色与作用

药酒的特色

药酒就是将一些药材合理搭配，按照一定比例和方法，与酒配制成一种可用于保健、治疗的酒剂。药酒的特点表现在适用范围广、便于服用、吸收迅速、可有效掌握剂量等方面，还有比其他剂型的药物容易保存、见效快、疗效高等优点。

从根本上讲，药酒的医疗保健作用大致分为两种：一种是对人体有滋补作用的补益性药酒；另一种是针对某些疾病起防治作用的治疗性药酒。

药酒本身就是一种可口的饮料。饮一杯口味醇正、香气浓郁的药酒，既没有古人所讲"良药苦口"的烦恼，也没有现代打针输液的痛苦，给人们带来的是一种佳酿美酒的享受，所以人们乐意接受。

药酒是一种加入了中药材的酒，而酒本身就有一定的保健作用，它能促进人体胃肠液分泌，帮助消化吸收，增强血液循环，促进组织代谢，增加细胞活力。

酒又是一种良好的有机溶媒，其主要成分乙醇有良好的穿透性，易于进入药材组织细胞中，可以把中药里的大部分水溶性物质，以及水不能溶解、需用非极性溶媒溶解的有机物质溶解出来，更好地发挥中药原有的作用；服用后又可借酒的宣行药势之力，促进药物最大限度地发挥疗效，并可按不同的中药配方制成各种药酒来治疗各种不同的病症。

中国药酒适应范围较广，几乎涉及临床所有科目。当然，其中有些可能是古代某位医者个人的经验，是否能普遍应用，还要进一步验证，但是从总体来看，当以可取者多。

由于酒有防腐消毒的作用，当药酒含乙醇40%以上时，可延缓许多药物的水解，增强药剂的稳定性。所以药酒久渍不易腐坏，长期保存不易变质，并可随时服用，十分方便。

药酒的作用

1. 理气活血

气是构成人体和维持人体生命活动的最基本物质；血具有濡养滋润全身脏腑组织的作用，是神志活动的主要物质基础。药酒能起到益气活血、振奋精神、增强食欲、调理身心等作用，效果显著。

2. 滋阴补阳

阴虚则热，阳虚则寒，阴阳的偏盛、偏衰都有可能产生病症。药酒的作用在于，通过调和阴阳，利用其相互交感、对立制约、互根互用、消长平衡、相互转化的特点，达到壮肾阳、滋肾阴的目的，对人体健康至关重要。

3. 舒筋健骨

肾主骨生髓，骨骼的生长、发育、修复，全赖肾的滋养；肝主筋，肝之气血可以养筋。药酒可以起到补肾、补肝的作用，从而达到舒筋健骨的功效。

4. 补脾和胃

脾主运化、主升清、主统血；胃主受纳、主通降。脾和胃相表里，共同完成饮食的消化吸收及其精微的输布，从而滋养全身。肺病日久则可影响到脾，导致脾的功能失调、气虚，从而出现不良症状，而许多药酒有补脾胃、益气力、活血脉、助消化的功效。

5. 养肝明目

肝开窍于目，又有藏血功效；眼依赖于血濡养来发挥视觉功能，因而肝病往往反映于目。药酒可以起到保肝护肝、增强视力的作用。

6. 益智安神

在现代生活中，人们遭受着内在和外在的双重压力，身体不堪负荷，常会出现"亚健康"的症状。心主血脉、主藏神，要想摆脱亚健康的困扰，应养心血、补心气，使心的气血充盈，才能有效推动血行，达到精神旺盛的目的，也应时常注意情志调节，凝神定心，而许多药酒有健脑益智、聪明耳目、安神定志之效。

由此可见，药酒的作用是多种多样的，既有医疗作用，又有滋补保健作用，有一举两得之功。

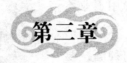

如何泡制药酒

泡酒前的准备工作

　　能否正确地泡制药酒，直接决定药酒最后成品质量的好坏。从器具挑选、药材准备到具体制作，每一个步骤都需要精准到位。不熟悉泡酒酿制过程的人，可以先向其他有经验的人学习之后再实践，或者在专业人士指导下完成，以便更快掌握内容方法。本章将告诉大家如何正确泡制药酒。

　　药酒服用简便，疗效显著，家庭中亦可自制，但要掌握正确的方法。在制作药酒前，必须做好以下几项准备工作：

　　（1）保持清洁，严格按照卫生要求执行。要做到"三无"，即无灰尘、无沉积、无污染，配制人员亦要保持清洁，闲杂人等一律不准进入场地。

　　（2）凡是药酒都有不同的配方和制作工艺要求，并不是每种配方都适合家庭配制，如果对药性、剂量不甚清楚，又不懂药酒配制常识，则切勿盲目配制饮用药酒，所以要根据自身的制备条件来选择安全可靠的药酒配方。

　　（3）选择配制药酒，一定要辨清酒的真伪，切忌用假酒配制，以免造成不良后果。按配方选用中药，一定要选用正宗中药材，切忌用假冒伪劣药材。对于来源于民间验方中的中药，首先要弄清其品名、规格，要防止同名异物而造成用药错误。

（4）准备好基质用酒。目前用于配制药酒的酒类，除白酒外，还有医用乙醇（忌用工业乙醇）、黄酒、葡萄酒、米酒和白酒等多种，具体选用何种酒，要根据配方需要和疾病而定。

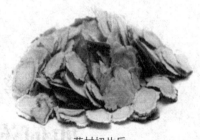

药材切片后

（5）制作前，一般都要将配方中药材切成薄片，或捣碎成粒状。凡坚硬的皮、根、茎等植物药材可切成3毫米厚的薄片，草质茎、根可切成3厘米长碎段，种子类药材可以用棒击碎。同时，在配制前要将加工后的药材洗净、晾干后方能使用。

（6）处理动物药材时，宜先除去内脏及污物（毒蛇应去头），用清水洗净，用火炉或烤箱烘烤，使之散发出微微的香味。烘烤不仅可除去水分，还可以达到灭菌的效果，并保持浸泡酒的乙醇浓度，还可使有效成分更易溶于酒中，饮用起来也有香醇的感受。

（7）药酒制作工具按照中医传统的习惯，除了一些特殊的药酒之外，煎煮中药一般选用砂锅等非金属容器。

（8）要熟悉和掌握配制药酒的常识及制作工艺技术。

药酒的具体制作方法

一般来说，现代药酒的制作多选用浓度在50%~60%的白酒，因为浓度50%以上的酒在浸泡过程中能最大限度地杀灭中药材中夹带的病菌以及有害的微生物、寄生虫及虫卵等，使之能在安全的条件下饮用，也更有利于中药材中有效成分的溶出。对于不善于饮酒的人，或者根据病情需要，可以选用低度白酒、黄酒、米酒或果酒等基质酒，但浸出时间要适当延长，或复泡次数适当增加，以保证药物中有效成分的溶出。

制作药酒时，通常是将中药材浸泡在酒中一段时间，使中药材中的有效成分充分溶解在酒中，随后过滤去渣，方可使用。

目前一般常用的药酒制作方法有如下几种：

1. 冷浸法

冷浸法最为简单，尤其适合家庭配制药酒。

以消脂酒为例，制作方法步骤如下：

（1）将所用药材切薄片。

（2）装入洁净纱布袋中。

（3）将纱布袋放入容器中。

（4）加入白酒，密封浸泡15日。

（5）拿掉纱布袋，加入蜂蜜混匀。

（6）取药液饮用。

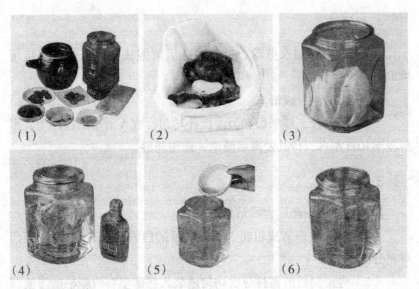

（1）　　　　　（2）　　　　　（3）

（4）　　　　　（5）　　　　　（6）

2. 煎煮法

以当归荆芥酒为例，制作过程如下：

（1）将所用药材切薄片。

（2）将药材放入砂锅中加白酒。

（3）用火熬煮。

（4）取药液饮用。

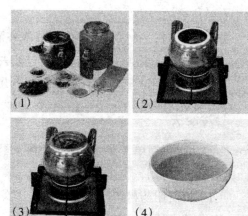

(1)　(2)　(3)　(4)

3. 热浸法

热浸法是一种古老而有效的药酒制作方法。

（1）将药材和白酒（或其他类型的酒）放在砂锅或搪瓷罐等容器中，然后放到更大的盛水锅中炖煮。

（2）一般在药面出现泡沫时，即可离火。

（3）趁热密封，静置半个月左右，过滤去渣即得药酒。

4. 酿酒法

（1）将药材加水煎熬，过滤去渣后浓缩成药汁，也可直接压榨取汁。

（2）将糯米煮成饭。

（3）将药汁、糯米饭和酒曲搅拌均匀，放入干净的容器中，密封浸泡10日左右，待其发酵后滤渣，即得药酒。

5. 渗漉法

渗漉法适用于药厂大批量生产药酒：

（1）将药材研磨成粗粉，加入适量的白酒浸润2~4小时，使药材充分膨胀。

（2）将浸润后的药材分次均匀地装入底部垫有脱脂棉的渗漉器中，每次装好后用木棒压紧。

（3）装好药材后，上面盖上纱布，并压上一层洗净的小石子，以免加入白酒后使药粉浮起。

（4）加入白酒至高出药粉面数厘米为止，然后加盖放置1~2日，打开渗漉器下口开关，使渗原液缓缓流出。

（5）按规定量收集渗原液，加入矫味剂搅匀，溶解后密封静置数日，再滤出药液，添加白酒至规定量，即得药酒。

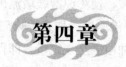

第四章

如何正确选用药酒

正确选择药酒的原则

药酒将药以酒的形式应用，可以从整体调节人的阴阳平衡、新陈代谢，具有吸收快、安全灵活、作用持久、服用方便等特点。药酒虽好，选择时还需要因人而异。

懂得如何选用药酒非常重要：一要熟悉药酒的种类和性质；二要针对病情，适合疾病的需要；三要考虑自己的身体状况；四要了解药酒的使用方法。

药酒既可治病，又可强身，但并不是说每一种药酒都包治百病。饮用者必须仔细挑选，认清自己的病症和身体状况，要有明确的选用目的，服用药酒要与所治疗的病症相一致，切不可盲从跟风、随意饮用。

选用药酒指南

气血双亏者，宜选用龙凤酒、山鸡大补酒、益寿补酒、十全大补酒等。

脾气虚弱者，宜选用人参酒、当归北芪酒、长寿补酒、参桂营养酒等。

肝肾阴虚者，宜选用当归酒、枸杞子酒、蛤蚧酒、龙眼酒等。

肾阳亏损者，宜选用羊羔补酒、龟龄集酒、参茸酒、三鞭酒等。

有中风后遗症、风寒湿痹者，宜选用国公酒、冯了性药酒等。

风湿性及类风湿性关节炎、风湿所致肌肉酸痛者，宜选用风湿药酒、追风药酒、风湿性骨病酒、五加皮酒等。如果风湿症状较轻，可选用药性温和的木瓜酒、养血愈风酒等；如风湿多年、肢体麻木、半身不遂，则可选用药性较猛的蟒蛇药酒、三蛇酒、五蛇酒等。

筋骨损伤者，宜选用跌打损伤酒、跌打药酒等。

阳痿者，宜选用多鞭壮阳酒、助阳酒、淫羊藿酒、海狗肾酒等。

神经衰弱者，宜选用五味子酒、宁心酒、合欢皮酒等。

月经病者，宜选用妇女调经酒、当归酒等。

对于药酒的药材选取，也是相当讲究的。一般要选择补益药，分别有补气药、补血药、补阴药和补阳药四种。同时，还需要考虑饮酒的剂量，药量切勿过多，以免造成身体不适。

药酒所治疾病甚多，可参考本书后面章节所列病症之药酒方，随症选用。

总之，选用药酒要因人而异、因病而异。选用滋补药酒时要考虑到人的体质：形体消瘦的人，多偏于阴虚血亏，容易上火、伤津，宜选用滋阴补血的药酒；形体肥胖的人，多偏于阳衰气虚，容易生痰，宜选用健脾化湿的药酒；妇女有经、带、胎、产等生理特点，所以在妊娠、哺乳时不宜饮用药酒；儿童脏腑尚未发育完全，一般也不宜饮用药酒；选用以治病为主的药酒，要随症选用，最好在中医师的指导下选用为宜。

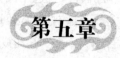

药酒的服用与贮藏

药酒的服用方法

服用药酒，不仅仅是喝这么简单，还需要通过药酒的具体效用来决定患者本身应该使用哪些药酒。哪些药酒用于内服，哪些药酒用于外敷，服用时剂量、规格如何等等，都是需要注意的地方。

配制好的药酒，不可能一次性服用完毕，因此还有如何贮藏药酒的问题。根据药酒的特性，选取合适的环境封存药酒，使药酒得以完好保存，发挥更大的药效，也是非常重要的一个步骤。

药酒大多数为中药材加上酒泡制而成的，因此药酒也属于药的一种形式，也有其适应的症状、不良反应以及毒性，所以在服用药酒时掌握服用方法和剂量是非常重要的。

药酒服用方法一般分为内服和外用两种。外用法一般按照要求使用即可，内服法则要严格根据药酒的功效来选择使用。

1. 服用药酒时要适量

根据不同人的不同情况，一般每次可饮用10~30mL，每日2~3次，或根据病情以及所用药物的性质和浓度来调整。酒量小的患者，可在服用药酒的同时，加入适量清水，或兑入其他饮品一同服用，以减轻高度数药酒的刺激性气味。饮用药酒应病愈即止，不宜长久服用。

2. 服用药酒时要注意时间

通常在饭前或睡前服用，一般佐膳服用，以温饮较佳，使药性得以迅速吸收，更好地发挥药性的温通补益作用。有些药酒也应因季节的变化而用量不同，一般夏季炎热可适当减少服用量，冬季寒冷则可适当增加服用量。

3. 服用药酒时要注意年龄和生理特点

若老人或小孩服用，要适当减少药量，也要注意观察服用后有无不良反应，或尽量采用外用法；若女性服用，要注意在妊娠期和哺乳期一般不宜饮用药酒，在行经期不宜服用活血功能较强的药酒。

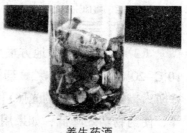

养生药酒

4. 尽量避免同时服用其他药物

服用药酒时要尽量避免同时服用其他药物，若不同治疗作用的药酒交叉使用，可能影响治疗效果。

5. 不宜加糖或冰糖

服用药酒时，不宜加糖或冰糖，以免影响药效，最好加一点儿蜜糖，因为蜜糖性温和，加入药酒后不仅可以减少药酒对肠胃的刺激，还有利于保持和提高药效。

6. 药酒出现酸败味时忌服

药酒一旦出现质地混浊、絮状物明显、颜色变暗、表面有一层油膜、酒味转淡、有很明显的酸败味道等情况时，表明该药酒不适宜再服用了。

药酒的贮藏要点

如果药酒的贮藏方法不当，不仅容易使药酒受到污染甚至变质，而且还会影响药酒的疗效。因此，对于一些服用药酒的人来说，掌握一些药酒的贮藏方法是十分必要的。通常情况下，贮藏药酒应注意以下几个要点：

（1）首先应该将用来盛装药酒的容器清洗干净，然后用开水烫一遍，用以消毒。

（2）药酒配制完毕后，应及时装入合适的容器中，并盖上盖密封保存。

（3）贮藏药酒的地方最好选择在阴凉、通风干燥处，温度在10℃~20℃为宜。夏季贮藏药酒要避免阳光的直接照射，同时要做好防火措施，因强烈的光照可破坏药酒内的有效成分及稳定性和色泽，使药物功效降低；如果用黄酒或米酒配制药酒时，冬天要避免受冻变质，一般贮藏在不低于5℃的环境下。

（4）贮藏药酒时切忌与汽油、煤油、农药以及带强烈刺激性气味的物品一同存放，以免药酒变质、变味，影响治疗的效果。

（5）配制好的药酒最好贴上标签，并写上所用药酒的名称、作用、配制时间、用量等详细的内容，以免时间久了辨认不清，造成不必要的麻烦，甚至误用错饮而引起身体不适。

（6）当药酒的颜色不再加深，表明药物的有效成分已经停止渗出，药酒浓度已达到最大，就可以服用了。一般来说，动物类药酒浸泡1~2周才可以服用，而植物类药酒3~5日就可以了。有些贵重药材，可反复浸泡，距底部尚有1寸的液高时，再次倒入新酒继续浸泡。

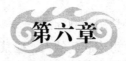

药酒的适用范围与使用禁忌

药酒的适用范围

由于药酒所含的药物成分不同，其功能效用也会有所不同，故适用的群体、病症也往往大不相同，因此，在选择药酒之前，首先应该弄清楚所选药酒的适用范围以及禁忌，综合考虑之后再做出选择。只有对症选药酒，才能产生较好的疗效，否则，因为药酒选用不当或随意服用，可能会产生负面的影响，严重时甚至危及生命。因此，本篇将告诉您药酒的适用范围以及使用禁忌，希望对您有所帮助。

（1）防治疾病。由于所选取的药材不同，不同的药酒可以治疗内科、外科、骨科、男科、儿科等近百种疾病。很多疾病都可以通过药酒来治疗，药酒相对于西药来说，对身体的副作用较小，而且效果也甚佳。

（2）延年益寿。选择合适的中药材来制作药酒，能增强人体免疫功能，改善体质，可以保持旺盛的精力，对中老年人有很大的益处，可以延长人的寿命。

（3）美容养颜。选择合适的药酒对女性朋友来说也有很多好处，可以补血养颜、美白护肤，是爱美女性的很好选择。

（4）防癌抗癌。选择合适的药材来制作药酒，可以达到防癌抗癌的作用。

药酒的使用禁忌

（1）儿童、青少年禁用药酒疗法。

（2）对酒精过敏、患皮肤病的人，应禁用或慎用药酒。

（3）高血压患者宜戒酒，或尽量少服药酒。

（4）冠心病、心血管疾病、糖尿病患者病情较为严重时，不宜采用药酒疗法。

（5）消化系统溃疡较重者不宜服用药酒。

（6）肝炎患者由于肝脏解毒功能降低，饮酒后酒精在肝脏内聚集，会使肝细胞受到损害而进一步降低解毒功能，加重病情，因此不宜服用药酒。

（7）女性在妊娠期和哺乳期不宜服用药酒，在正常行经期也不宜饮用活血功能强的药酒。

（8）育龄夫妇忌饮酒过多，容易抑制性功能。

（9）用药酒治病可单用，必要时也可与中药汤剂或其他的外治法配合治疗。

（10）外用药酒绝不可内服，以免中毒危及生命。

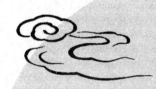

下　篇
日常疾病的药酒治疗

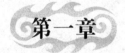

第一章

内科用酒类

健脾和胃

人参茯苓酒

【药物配比】人参30g，生地黄30g，茯苓30g，白术30g，白芍30g，当归30g，红曲面30g，川芎15g，龙眼肉120g，冰糖250g，白酒2L。

【功能主治】补气血，益脾

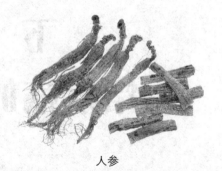

人参

胃，宽膈进食。用于治疗气血亏损、脾胃虚弱之形体消瘦、面色萎黄。

【用法用量】每日取适量徐徐饮之。

【自制方法】以上前9味，共碾为碎粗末，装入白布袋中，扎口，置于净器中，用白酒浸泡4~5日，去渣再加冰糖250g，装瓶备用。

青核桃酒

【药物配比】青核桃3kg，白酒5L。

【功能主治】收敛、消炎、止痛。用于治疗急、慢性胃病。

【用法用量】每日3次，每次服10mL。

【自制方法】取青核桃捣碎，置净器中，加白酒浸泡，密封，

20日后开启，以酒变褐色为度，过滤去渣，装瓶备用。

王旭高药酒

【药物配比】黄芪（炙）90g，白芍60g，地肤子40g，茯苓90g，酒2L。

【功能主治】健脾退黄。用于治疗虚黄型黄疸、两目及身体皆黄、小便自利而清（此属脾虚，非湿热所致，名为"虚黄"）。

【用法用量】每日2次，每次温饮20~30mL。

【自制方法】将诸药洗净，捣碎，用白纱布袋盛之，置净器内，入酒浸泡，密封，5~7日后开启，去掉药袋，过滤后装瓶备用。

术苓忍冬酒

【药物配比】白术60g，白茯苓60g，甘菊花60g，忍冬叶40g，白酒1.5L。

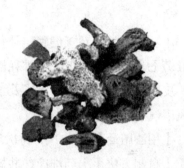

白术

【功能主治】补脾和胃，益智宁心，明耳目，祛风湿。用于治疗脾虚湿盛之脘腹痞满、心悸、目昏、腰脚沉重。

【用法用量】每日1~2次，每次10~15mL，空腹温饮。

【自制方法】将白术、白茯苓捣成碎末，忍冬叶切细，然后将4味药用白纱布袋盛之，置于净器中，用醇酒浸泡，封口，经7日后开启，去掉药袋，过滤后再添入冷开水1L，即可装瓶备用。

半夏人参酒

【药物配比】半夏30g，黄芩30g，干姜20g，人参20g，炙甘草20g，黄连6g，大枣10g，白酒700mL。

【功能主治】和胃降逆，开结散痞。用于治疗胃气不和、寒热互结之心下痞硬、呕恶上逆、肠鸣下利、不思饮食、倦怠乏力。

【用法用量】每日2次，每次20mL，早晚温饮。

【自制方法】上述7味中药，共捣碎，布包，浸于酒中，5日后，再加冷白开水500mL和匀，去渣备用。

地仙酒

【药物配比】牛膝35g，肉苁蓉35g，川椒35g，炮附子35g，木鳖子50g，地龙50g，覆盆子30g，菟丝子30g，赤小豆30g，天南星30g，防风30g，骨碎补30g，何首乌30g，羌活30g，狗脊30g，人参20g，黄芪20g，炙川乌10g，白术10g，茯苓10g，炙甘草10g，白酒3L。

【功能主治】益气健脾，补肾温阳，壮筋骨，活经络。用于治疗五劳七伤、肾气衰败、精神耗散之行步艰难、饮食无味、耳聋眼花、皮肤枯燥、妇人宫冷无子及下部秽恶、肠风痔漏、吐血泻血、诸风诸气。

【用法用量】每日1次，每次5~10mL，晚间饮用较佳。

【自制方法】上药洗净，共捣末，纱布包之，入酒中浸泡60余日，过滤，去渣备用。

【宜忌】方中木鳖子、附子、川乌等有毒，饮用时宜从小剂量开始。

羊羔酒

【药物配比】嫩肥羊羔肉1.5kg，杏仁200g，木香15g，酒曲200g，糯米5kg。

【功能主治】健脾胃，益腰肾，大补元气。用于治疗病后虚弱，脾胃虚寒，不思饮食，腹胀便溏，腰膝酸软。

【用法用量】每日3次，每次10~30mL，空腹温饮。

【自制方法】将糯米如常法浸蒸，肥羊肉、杏仁（去皮尖）

同煮烂，连汁拌米，入木香与曲同酿酒。勿犯水，10日熟。压去糟渣，收储备用。

又法：嫩羊肉2.5kg蒸烂，酒浸1宿，入好梨7个，同捣取汁，和曲、米同酿酒。

灵脾肉桂酒

【药物配比】淫羊藿（一名仙灵脾）100g，陈橘皮15g，豆豉30g，连皮大腹槟榔3枚，黑豆皮30g，肉桂30g，生姜3片，葱白3根（切），黄酒1L。

【功能主治】温补肾阳，健脾利湿。用于治疗脾肾两虚之脘腹冷痛、食欲不佳、腰酸体弱。

【用法用量】早、晚各温饮10mL。

【自制方法】将药捣碎，以白纱布袋盛之，挂药于小坛内不令到底，火塘灰火（热灰火）外煨1日后取出候冷备用。

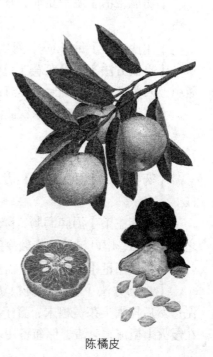

陈橘皮

附子酒

【药物配比】制附子30g，醇酒500mL。

【功能主治】温中散寒，止脘腹疼痛，四肢不温，冷汗淋漓，面色苍白，呕吐冷泻，畏寒怕冷，腹中冷痛，关节疼。

【用法用量】每服10~20mL，以唇微麻为度。需要时服用，症状缓解后停饮，不宜久用。

【自制方法】上药捣碎，如麻子大，置于酒中，5日后，过滤，去渣备用。

【宜忌】本品处方中的附子毒性较大，需要在用药时加工炮制。

吴茱酒

【药物配比】吴茱萸50g，黄酒1L。

【功能主治】温中止痛，理气燥湿。用于治疗中恶心痛、心腹冷痛。

【用法用量】每日3次，每次10mL，空腹饮用。

【自制方法】取吴茱萸（色绿，饱满者为佳）研为碎末，置于瓶中，入黄酒浸泡，密封，3~5日后开启，过滤后即可饮用。

【宜忌】阴虚火旺者忌饮此酒。

吴茱根浸酒

【药物配比】吴茱萸根粗者30cm，火麻仁50g，陈皮70g，白酒1L。

【功能主治】温脾润肠，降逆止呕，杀虫。用于治疗产后虚弱之大便秘结、呕吐涎沫、头额冷痛及蛲虫瘙痒。

【用法用量】分作10份。需要时空腹温服1份。

【自制方法】将吴茱萸根切碎，备用；再捣陈皮、火麻仁为泥；然后拌入吴茱萸根末，置于净坛中，入白酒浸泡24小时；再放在慢火上微煎，去渣，储瓶备用。

延寿酒

【药物配比】炒白术30g，青皮30g，生地黄30g，姜汁炒厚朴30g，炒杜仲30g，补骨脂30g，陈皮30g，川椒30g，大青盐15g，黑豆60g，巴戟天肉30g，茯苓30g，小茴香30g，肉苁蓉30g，白酒1.5L。

【功能主治】添精补髓，健脾养胃，久服身康体健。用于治疗脾肾两衰，男子阳痿，女子经水不调、赤白带下、久不受孕。

【用法用量】每日2次，每次10~20mL，早晚空腹温饮。

【自制方法】以上14味，共捣为粗末，用白纱布或绢袋盛之，置于净器中，用白酒浸泡之，封口，春夏7日、秋冬10日开启，过滤去渣备用。

【宜忌】饮酒时，勿食牛、马肉；孕妇忌饮用。

刺梨酒

【药物配比】核桃（鲜果）250g，刺梨根130g，白酒1L。

【功能主治】补气，消炎，缓痛。用于治疗慢性胃肠炎，腹痛。

【用法用量】每日3次，每次服10mL。

【自制方法】将药洗净，捣碎，用白纱布袋盛之，置净器中，加酒冷浸，密封，浸渍20日后开启，去掉药袋，过滤，装瓶备用。

参术酒

【药物配比】人参20g，炙甘草30g，白茯苓40g，炒白术40g，生姜20g，红枣30g，黄酒1L。

【加减】痰湿重者，加半夏30g、陈皮20g；兼有呕吐痞闷、胃脘痛者，再加木香20g、砂仁25g。

【功能主治】健脾益气。用于治疗脾胃气虚之气短乏力、面黄形瘦、食少便溏。

【用法用量】每日2次，每次10~20mL，早晚空腹温服。

【自制方法】上药洗净，研粗末，装入纱布袋中，扎口，置入黄酒中，密封。浸泡3日后，过滤，去渣留液，装瓶备用。

参术补酒

【药物配比】人参10g，白术50g，炙甘草45g，当归

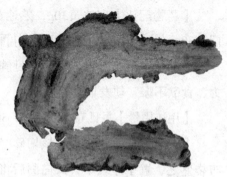

当归

50g，白芍40g，山药40g，白酒1L。

【功能主治】健脾和胃，补中益气。用于治疗脾胃虚弱之食欲不振、腹胀、便溏、面色萎黄、语言低微无力、舌苔薄白、脉细弱无力。尤其适合于老年人的胃肠功能紊乱，以及各种慢性疾病所表现的脾虚气弱症。

【用法用量】每日3次，每次10~30mL。也可佐餐服用。

【自制方法】上药洗净，与白酒共入瓷坛中，密封，埋于土中，月余后取出，过滤，去渣留液，装瓶备用。

参苓白术酒

【药物配比】党参45g，白术30g，茯苓30g，炙甘草24g，山药45g，砂仁24g，薏苡仁30g，黄酒2L。

【功能主治】益气健脾，和中养胃。用于治疗脾胃虚弱之食不消化、腹胀便溏、饮食减少，或四肢无力、脉象虚弱。

【用法用量】每日2次，每次10~30mL，早、晚饮用。

【自制方法】上药洗净后，研粗末，装入纱布袋中，扎口，浸入酒中，密封。浸泡20日后，去渣留液，装瓶备用。

春寿酒

【药物配比】生地黄30g，熟地黄30g，山药30g，天冬30g，麦门冬30g，莲子肉30g，红枣30g，白酒2L。

【功能主治】补肾，养阴，健脾。用于治疗腰酸腿软、神疲乏力、食欲不振、须发早白等症。

【用法用量】每日3次，每次10~30mL，空腹温饮，或随量饮用。

【自制方法】将红枣去核切碎，与其余药共捣为粗末，用白纱布袋盛之，置于净坛中，入白酒后将坛加盖，置文火上煮数沸，离火待冷后密封，5日后开封，去掉药袋，过滤后即可饮用。

茴香酒

【药物配比】茴香（炒黄）120g，黄酒500mL。

【功能主治】散寒止痛，开胃进食。用于治疗寒疝少腹痛、睾丸偏坠牵引腹痛，及妇女带下、脘腹疼痛胀闷、不思饮食、呕吐。

【用法用量】每日3次，每次10~20mL，饭前温饮。

【自制方法】将上药纳于纱布包与黄酒同置于净器中，上火，煮数沸，候凉，去渣收瓶备用。

茯苓酒

【药物配比】云茯苓60g，白酒500mL。

【功能主治】补虚益寿，强筋壮骨，减肥。用于治疗肌肉沉重、麻木、身体肥胖，痰湿重而脾气不足者；也可用于冠心病之心区隐痛、神惊健忘者。

【用法用量】每日1次，每次10~30mL，临睡前饮用。

【自制方法】将云茯苓捣成小块，纱布袋盛之，泡入白酒中封固，浸泡1周后启封备用。

【宜忌】凡精液易滑出者，以及阴虚津液枯乏之人均不宜饮用此酒。

茱萸根酒

【药物配比】吴茱萸根50g，火麻仁50g，陈皮25g，黄酒1L。

【功能主治】用于治疗脾胃虚热，令人呕吐，亦可用于除虫。

【用法用量】每日早晨空腹饮10~20mL，晚饭前再饮1次，以下尽虫为度。

【自制方法】以上3味，共捣为粗末，置于瓶中，入黄酒浸泡，24小时后，微火热之，候温，去渣，澄清备用。

胃痛药酒

【药物配比】地榆64g，青木香64g，白酒1L。

【功能主治】行气，消胀，缓痛。用于治疗慢性胃炎。

【用法用量】口服，每日2次，每次10mL。

【自制方法】将药洗净，捣碎，用白纱布袋盛之，置净器中，加白酒浸泡，密封。15日后开启，去掉药袋，过滤装瓶备用。

独活参附酒

【药物配比】独活35g，制附子35g，党参20g，白酒1L。

【功能主治】散寒除湿，温中止痛。用于治疗腰腿肿痛、四肢厥逆、小腹冷痛、身体虚弱。

【用法用量】随量饮服，宜常饮，令有酒气相续。

【自制方法】将上药捣细末，用白纱布袋盛之，置于净瓶中，入白酒浸泡，封口，春夏5日、秋冬7日开启，去渣即可饮用。

【宜忌】本品处方中的附子毒性较大，需要在用药时加工炮制。

复方香虫酒

【药物配比】九香虫30g，五味子30g，肉豆蔻30g，党参20g，白酒1L。

【功能主治】温补脾肾，散寒止泻。用于治疗因脾肾阳虚引起的腹部畏寒、脐周冷痛、畏寒肢冷、泻后痛减等症。

【用法用量】每日2次，每次10~15mL，空腹温饮。

【自制方法】以上4味，共捣粗末，用白纱布袋盛之，置于净器中，入白酒浸泡，密封，14日后开启，去掉药袋，过滤去渣，即可饮用。

蚕蛹煮酒

【药物配比】蚕蛹30g，水400mL，米酒200mL。

【功能主治】长肌，退热，和脾胃。用于治疗消渴热，或心神烦乱等症。

【用法用量】顿服或分2~3次服。

【自制方法】取蚕蛹（由蚕茧缫丝后取出晒干或烘干）与水、米酒同煮取200mL汁液，澄清后，去蚕蛹，瓶装备用。

姜附酒

【药物配比】干姜60g，制附子40g，黄酒500mL。

【功能主治】温中散寒，回阳通脉，温肺化饮。用于治疗心腹冷痛、呃逆呕吐、泄泻、痢疾、完谷不化、痰饮喘咳、痰白而清稀、肢冷汗出。

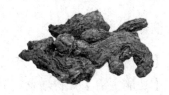

干姜

【用法用量】每日3次，每次10~20mL，食前温饮为佳。

【自制方法】以上2味，共研细末，浸酒中封口，7日后开启，过滤，去渣备用。

【宜忌】本品处方中的附子毒性较大，需要在用药时加工炮制。

石菖蒲酒

【药物配比】石菖蒲（根）90g，补骨脂90g，米酒（或淡黄酒）1.5L。

【功能主治】化湿和胃，壮阳收敛。用于治疗赤白带下。

【用法用量】每日1次，取药末6g，用米酒（或淡黄酒）50mL调服。

【自制方法】以上2味，炒为末，拌匀，装瓶备用。

猪胰青蒿桂心酒

【药物配比】猪胰1具，青蒿叶30g，桂心30g，黄酒500mL。

【功能主治】补脾散寒，温通气血。用于治疗冷痢久不愈（此是脾气不足、暴冷入脾），舌上生疮，饮食无味；或食下还吐，小腹雷鸣，时时心闷，干皮皱起，膝胫酸痛，羸瘦；及妇人血气不通，逆饮忧烦，四肢无力；丈夫疝癖，两胁虚胀，变为水气。服之皆效。

【用法用量】每日3次，每次服10mL。

【自制方法】取新鲜猪胰细切，与青蒿叶（切）相和，置砂锅中，入黄酒，文火温之，至微沸；再加桂心（研末）于酒中，搅匀，趁热放入净器内密封备用。

葡萄酒

【药物配比】干葡萄末250g，酒曲125g，糯米1.5kg，水1kg。

【功能主治】开胃增食，滋阴补虚。用于治疗胃阴不足之纳食不佳、肌肤粗糙、容颜无华。

【用法用量】不拘时，任量温饮。

【自制方法】炒糯米至熟，候冷，入曲与葡萄末，再加水，搅令匀，入瓮盖覆，候熟，过滤去渣，装瓶备用。

温脾酒

【药物配比】干姜30g，甘草30g，大黄30g，人参20g，制附子20g，黄酒500mL。

【功能主治】温中通便。用于治疗冷积便秘，腹满痛，喜温喜按，手足不温；或久痢赤白，经年不止。

【用法用量】每日2次，每次10~20mL，早晚温服为宜。

【自制方法】以上5味中药，共捣细末，浸酒中，5日后，过滤，去渣备用。

【宜忌】本品处方中的附子毒性较大，需要在用药时加工炮制。

缩砂酒

【药物配比】缩砂仁30g，黄酒500mL。

【功能主治】行气和中，开胃消食。用于治疗胸腹胀满、消化不良、呕恶胃痛、泄泻、痢疾、疝气等。

【用法用量】每日3次，每次30~50mL，空腹温饮。

【自制方法】将缩砂仁炒后研成粗末，用白纱布袋盛之，置于净瓶中，入黄酒浸泡，封口；3~5日后开封，去掉药袋，澄清后即可饮用。

【宜忌】阴虚有实热者不宜饮用此酒。

薯蓣酒

【药物配比】山药（学名薯蓣）250g，蜂蜜50g，黄酒1.5L。

【功能主治】补气养阴，滋脾固肾。用于治疗食欲不振、腹胀便溏、咳嗽喘息、遗精、小便频数、妇女白带，以及老年人的糖尿病。

【用法用量】每日清晨，漱口完毕，以葱花、花椒、食盐适量，拌上山药15g许，空腹食下，然后饮煮剩之酒约30mL。

【自制方法】先用竹刀把山药刮皮，切成碎块，先把酒放入砂锅内煮沸，再放入山药。如药锅大，酒可适量增多，约煮半小时，待山药熟，捞出来，拌入蜂蜜另存，酒也另存。

宣肺润肺

橘红酒

【药物配比】化橘红50g，白酒500mL。

【功能主治】化痰止嗽，理气散寒。用于治疗因肺脾不和、湿痰久蕴所致的食欲不振、腹胀嗳气、恶心呕吐、咳嗽喘哮等症。

【用法用量】每日1次，每次10~30mL，临睡前饮用为佳。

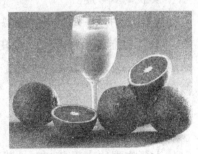

橘红酒

【自制方法】将化橘红浸入酒中，封固，浸泡1周后启用。

人参蛤蚧酒

【药物配比】人参15g，茯苓15g，贝母20g，桑白皮15g，知母20g，杏仁24g，甘草20g，蛤蚧1对，白酒1L。

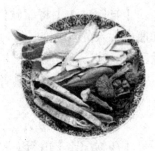

茯苓

【功能主治】益气清肺，止咳平喘。用于治疗咳久气喘，痰稠色黄；或咳吐脓血，胸中烦热，身体日渐羸瘦；或面目浮肿，脉浮虚；或日久成为肺痿。

【用法用量】每日2次，每次5~10mL，早晚饭前饮用。

【自制方法】蛤蚧先用河水浸泡5日，逐日换水，洗去腥气，之后与诸药共研粗末，纱布包缝，浸入酒中，浸泡30日后，过滤，去渣备用。

【宜忌】因外邪引起的喘咳症状，不宜饮用。

苏子陈皮酒

【药物配比】苏子50g，陈皮30g，白酒750mL。

【功能主治】化痰止咳，降气平喘。用于治疗慢性支气管哮喘、咳嗽痰多等症。

【用法用量】每日早、晚各服10~20mL。

【自制方法】将苏子、陈皮放炒锅中用小火慢炒至香，待凉后研成细末，装入纱布袋中，扎好口，放入白酒中密封浸泡1个月，取酒服用。

天冬紫菀酒

【药物配比】天冬200g，紫菀10g，饴糖10g，白酒1L。

【功能主治】润肺止咳。用于治疗肺痿咳嗽、吐涎沫、心中温温、咽燥而不渴者。

【用法用量】每日2次，每次10~30mL。

【自制方法】将药洗净，捣碎，用白纱布袋盛之，连饴糖一起置入净器中，入白酒浸泡，密封。7~10日后开启，去掉药袋，过滤装瓶备用。

冬虫夏草酒

【药物配比】冬虫夏草40g，白酒500mL。

【功能主治】补肺益肾，增强气力，止咳化痰，平喘。用于治疗虚劳羸瘦、病后体弱、神疲乏力、

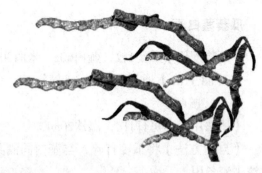

冬虫夏草

自汗盗汗、饮食减少、阳痿遗精、腰膝酸软、失眠、痰饮喘嗽等症。

【用法用量】每日3次，每次10~20mL，空腹饮服。

【自制方法】将冬虫夏草捣碎，装入净瓶中，倒入白酒，加盖密封，置阴凉干燥处，7日后开启，过滤去渣，即可饮用。

白前酒

【药物配比】白前100g，白酒500mL。

【功能主治】泻肺降气，下痰止嗽。用于治疗肺实喘满，咳嗽，多痰，以及胃脘疼痛。

【用法用量】每日3次，每次10~15mL，空腹温饮。

【自制方法】将白前捣成粗末，用白纱布袋盛之，置于净器中，入白酒浸泡，封口；7日后开启，去掉药袋，澄清备用。

白鲜皮酒

【药物配比】白鲜皮90g，白酒500mL。

【功能主治】清热解毒，祛风化湿。用于治疗老年慢性气管炎，以及湿疹、疥癣等皮肤病。

【用法用量】每日3次，每次10mL，空腹温饮。

【自制方法】将白鲜皮捣碎，用白纱布袋盛之，置于净瓶中，入白酒浸泡，封口；3日后开封，去掉药袋，过滤备用。

瓜蒌薤白酒

【药物配比】瓜蒌1枚，薤白60g，米酒300mL。

【功能主治】通阳散结，行气祛痰。用于治疗气短、胸背痛、喘息、咳唾。

【用法用量】每日1次，温饮20mL。

【自制方法】将瓜蒌打碎，与薤白同酒共煮取200mL，候温，过滤去渣备用。

百部酒

【药物配比】百部根100g，白酒500mL。

【功能主治】润肺下气，止咳杀虫。用于治疗因百日咳、肺结核、气管炎等引起的咳嗽气急；外用可杀虫虱、疥疮、阴道滴虫等。

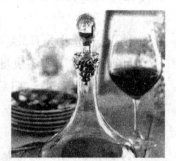

百部根酒

【用法用量】每日3次，每次15~20mL，饭后徐徐慢饮。外用时，用百部酒涂患处。

【自制方法】将百部根炒后捣碎，置于净瓶中，入白酒浸泡，封口，7日后开启，过滤去渣，装瓶备用。

【宜忌】凡脾胃虚弱者，及大便溏泄者均慎饮本酒。

竹黄酒

【药物配比】竹黄（为肉座菌科真菌竹黄的子座，生在竹竿上，主要产于四川、安徽、江苏、浙江等地）60g，白酒1L。

【功能主治】化痰止痛。用于治疗咳嗽痰多、胃气痛。

【用法用量】日服2次，每次5~10mL。

【自制方法】将竹黄置净器内，入白酒浸泡，密封，5日后开启，装瓶备用。

【宜忌】灰指甲、鹅掌风等皮肤病患者忌服。

芥子酒

【药物配比】白芥子250g，白酒1L，黄酒或米甜酒2~3L。

【功能主治】温中散寒，利气豁痰。用于治疗痰饮咳喘、胸胁胀满疼痛、反胃呕吐、中风不语、肢体痹痛麻木等症。

【用法用量】每日3次，每次20~50mL，空腹温饮。

【自制方法】将白芥子研成粗末，用白纱布袋盛之，置于净器中，入白酒浸泡3日，再入黄酒或米甜酒浸泡3日，去掉药袋，澄清后即可饮用。

苦参酿酒

【药物配比】苦参、童尿适量，水、糯米、酒曲。

【功能主治】祛风痰湿热，利血气积。用于治疗风热惊痰而引起的癫痫及久病癫痫。

【用法用量】每日2次，每次10~30mL。

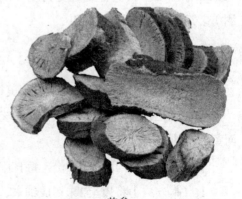

苦参

【自制方法】取苦参适量，劈碎，以童尿煎汁，兑入等量自来水，入糯米（使汁水浸过米上），拌曲（甜酒药曲）如常法酿酒。

核桃参杏酒

【药物配比】核桃仁90g，杏仁60g，人参30g，黄酒1.5L。

【功能主治】补肾，温肺，止咳喘。用于治疗喘咳日久不止。

【用法用量】每日2次，每次10~20mL，早、晚空腹温饮。

【自制方法】将上药捣成细末，用白纱布袋盛之，置入净器中，入黄酒浸泡，封口，21日后开启，过滤去渣，装瓶备用。

【宜忌】阴虚火旺者忌服。

香橼酒

【药物配比】香橼1枚，蜂蜜10g，清酒250mL。

【功能主治】理气润肺。用于治疗久咳。

【用法用量】上药调好后，唤醒病人，嘱其用匙送服，服毕再睡片刻，1次即愈。

【自制方法】香橼1枚，去核切片，以清酒同捣烂，入砂锅，文火徐徐煮之，自黄昏至五更为度（视汤汁挥发情况，注意补加清酒）。后用蜂蜜拌匀，待用。

桑萸根皮酒

【药物配比】桑白皮250g，吴茱萸根皮50g，黄酒1.5L。

【功能主治】泻肺行水，清肺止咳。用于治疗肺热咳喘，痰多而黄，身热口渴，甚者吐血。

【用法用量】药液分为3份，每日服1份，空腹时温服。

【自制方法】将以上2味切成细末，与黄酒入锅内煎煮，待酒液煎至500mL时，离火，候温，过滤去渣，收藏备用。

香橼川贝酒

【药物配比】香橼100g，川贝母30g，桔梗15g，米酒500mL。

【功能主治】止咳化痰。用于治疗经久咳嗽有痰者。

【用法用量】每日早、午、晚各1次，每次空腹服15~20mL。

【自制方法】将以上药物捣碎，用纱布袋盛，扎紧袋口，放入净坛中，加入米酒，盖紧密封，置阴凉干燥处，隔日摇动1次，14日后开封，去掉药袋，过滤备用。

葶苈子酒

【药物配比】葶苈子100g，白酒500mL。

【功能主治】逐饮行水，泻肺定喘。用于治疗咳嗽气喘，痰多，胸胁痞痛，水肿，小便不利（属痰水上犯、肺气壅实者）。

【用法用量】每日2次，每日20mL，饮后以小便通利为度。

【自制方法】将葶苈子捣碎，用白纱布袋盛之，置于净瓶中，入白酒浸泡，封口；3日后开启，去掉药袋，过滤后备用。

【宜忌】凡肺气虚引起的喘促、脾虚肿满，气虚引起的小便不利者，均忌饮此酒。

油酥蜜酒

【药物配比】猪油、芝麻油、蜂蜜、茶叶末各120g，黄酒150mL。

【功能主治】温肺，润燥，止咳。用于治疗寒痰咳嗽或久咳、燥咳。

【用法用量】每日2次，每次取一匙，以热茶冲服。

【自制方法】将上药浸于黄酒中，上火煮沸5分钟，取下候冷凝固，备用。

【宜忌】痰热咳嗽者不宜服用。本酒对便秘亦有治疗作用。

感 冒

搐鼻药酒

【药物配比】白芷、羌活、荆芥各12g，北细辛、蔓荆子各6g，藿香叶、延胡索、川芎、防风、牡丹皮、白僵蚕各10g，风化硝、二郎箭各15g，白酒1L。

【功能主治】活血祛风，扶正祛邪。用于预防流行性感冒，兼治伤风、风寒感冒。

【用法用量】外用：用棉签浸药酒，涂擦鼻黏膜，搐鼻；或用小玻璃瓶装入30mL药酒，对着鼻孔搐吸，每日3次。

【自制方法】将上药加工使碎，盛入容器内，加入白酒，密封浸泡3日后启封，过滤去渣，即可使用。

葱姜盐酒

【药物配比】葱白头、生姜各30g，食盐6g，白酒1盅。

【功能主治】温经散寒。用于治疗感冒。

【用法用量】涂擦前胸、后背、手心、脚心及腋窝、肘窝，涂擦一遍后，嘱患者安卧。

【自制方法】将上3味共捣如糊状，再把酒加入调匀，然后用纱布包之。

【按】中医治疗感冒以发散为主要原则，葱白头和生姜性能发散风寒，加酒外擦皮肤，增强了邪从皮毛而解的作用。

银蒲羌蒡酒

【药物配比】银花、蒲公英各30g，羌活、牛蒡子、连翘、菊花各9g，薄荷6g，黄酒300mL。

【功能主治】祛风解表，清热解毒。适用于风热感冒、流行性感冒、上呼吸道感染、急性扁桃体炎、腮腺炎等。

【用法用量】口服，每日1剂，分3次服。

【自制方法】上药加水300mL煎至150mL，再加入黄酒煮沸，去渣备用。

风豆羌活酒

【药物配比】羌活、防风各40g，黑豆80g，白酒500mL。

【功能主治】祛风定痛。用于治疗体虚感冒、排汗障碍、身痛。

【用法用量】口服，每日早、晚各服1次，每次服10~20mL。

【自制方法】将上3味药和白酒装入容器中，密封浸泡20日即成。

荆芥豉酒

【药物配比】豆豉250g，荆芥10g，白酒750mL。

【功能主治】适用于外感风寒，发热无汗。

【用法用量】随量稍热饮之。

【自制方法】用酒同豆豉、荆芥煎至5~7沸，去药渣，收储备用。

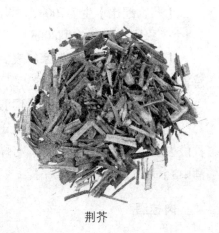

荆芥

桑菊酒

【药物配比】桑叶30g，菊花30g，薄荷10g，连翘30g，芦根35g，杏仁30g，桔梗20g，甘草100g，糯米酒1L。

【功能主治】风温病初起，病位在上焦，发热不重，微恶风寒，咳嗽鼻塞，口微渴。

【用法用量】每日早、晚各1次，每次温服15mL。

【自制方法】以上8味药，捣细，用江米酒浸于瓶中，封口，经5日开启，去渣，收储备用。

玉屏风酒

【药物配比】黄芪，党参，当归，白术，防风，桂枝，米酒，用量比例按3∶2∶1∶1∶1∶1.5∶20计算。

【功能主治】益气固卫，改善机体免疫力。用于防治感冒。

【用法用量】每日服3次，每次服50~100mL，摇匀后服用。

【自制方法】上药与米酒一起加入消毒后的输液瓶中密闭，放入锅中加热至100℃后置凉待用。

姜蒜柠檬酒

【药物配比】生姜100g，大蒜400g，柠檬3~4个，蜂蜜70mL，白酒800mL。

【功能主治】祛风散寒解表。适用于风寒感冒。

【用法用量】每日30mL，不可过量饮用。

【自制方法】先将大蒜蒸5分钟后切片，柠檬去皮后切片，生姜切片，与蜂蜜共浸泡至酒中3个月，过滤后即可饮用。

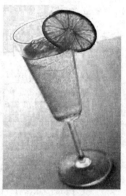

姜蒜柠檬酒

肉桂酒

【药物配比】肉桂10g，白酒30～50mL。

【功能主治】温中补阳，散寒止痛。主治风寒感冒或阳虚外感。

【用法用量】口服，每日1剂，分1~2次温服。

【自制方法】将肉桂研为细末，用温酒调服；或将细末投入白酒中浸泡2宿后即可饮用。

椒柏酒

【药物配比】花椒50粒，侧柏叶15g，45度白酒500mL。

【功能主治】辛温疏表，解热止痛。用于防治四时瘟疫、感冒发热头痛。

【用法用量】每日早晨空腹温饮10~20mL。

【自制方法】将花椒、侧柏叶共捣碎，放入酒瓶内，倒入45度白酒，密封浸泡，经常摇动，15日后即可服用。

葱须豆豉酒

【药物配比】豆豉15g，葱须30g，黄酒50mL。

【功能主治】解表和中。适用于风寒感冒。

【用法用量】每日2次，趁热顿服。

【自制方法】先将豆豉加水1小碗，煎煮10分钟，再加洗净的葱须，继续煎煮5分钟，最后加入黄酒，出锅。

蔓荆子酒

【药物配比】蔓荆子200g，白酒500mL。

【功能主治】疏散风热，清利头目，止痛。适用于外感风热所致头昏、头痛及偏头痛。

【用法用量】每次徐饮10~15mL，日服3次。

【自制方法】先将蔓荆子捣碎，用酒浸于净瓶中，7日后去渣备用。

附子杜仲酒

【药物配比】炙杜仲50g，淫羊藿15g，独活25g，牛膝25g，炮附子30g，白酒1L。

【功能主治】补肝肾，强筋骨。适用于感冒后身体虚弱、腰膝疼痛、行步困难。

【用法用量】每次服10~20mL，日服3次。

【自制方法】以上前5味碎细，用酒浸之，1周后即可开取饮用。

【宜忌】本品处方中的附子毒性较大，需要在用药时加工炮制。

嗅鼻药酒

【药物配比】川芎10g，白芷12g，防风10g，羌活12g，荆芥12g，北细辛6g，蔓荆子6g，藿香叶10g，延胡索10g，牡丹皮10g，白僵蚕10g，风化硝15g，二郎剑15g，白酒1L。

【功能主治】活血祛风，扶正祛邪。用于预防流行性感冒，兼治风寒感冒。

【用法用量】外用，用棉签浸药酒，徐擦鼻黏膜、嗅鼻；或用小玻璃瓶装入30mL药酒，对着鼻孔嗅吸。每日3次。

【自制方法】先将上药加工至碎，盛入容器内，再加入白酒，密封，浸泡3日后启封，过滤去渣，即可使用。

【宜忌】本品处方中的细辛毒性较大，需要在用药时加工炮制。

咳　喘

老鸹眼子酒

【药物配比】老鸹眼子（即鼠李仁）60g，白酒500mL。

【功能主治】止咳祛痰。用于慢性支气管炎，肺气肿。

【用法用量】口服，每次1汤匙，每日3次。

【自制方法】将老鸹眼子以白酒500mL浸泡5日备用。

红葵酒

【药物配比】千日红花1kg，龙葵500g，60度白酒5L，浓度10%~15%单糖浆200mL。

【功能主治】用于治疗支气管哮喘。

【用法用量】每次服10~20mL，可用开水稀释后缓缓服下，每日3次或每晚1次。也可在发病前开始服用进行预防。

【自制方法】将千日红花与龙葵分别置于容器内，各加白酒2.5L浸泡，约1个月后，压渣过滤，取二者之澄明液合并，加入单糖浆和匀，装瓶备用。

照白杜鹃酒

【药物配比】照白杜鹃（鲜叶）3.5kg，白酒（50度）5L。

【功能主治】止咳化痰。用于治疗老年慢性气管炎。

【用法用量】每日3次，每次服5~15mL，饭后30分钟服用，7~10日为1个疗程。

【自制方法】取照白杜鹃鲜叶浸于白酒中，加水5L，浸泡5日，压榨过滤即成。

【宜忌】服药期间，不能同时服用其他治疗气管炎药或对症药物。

干姜酒

【药物配比】干姜末25g，清酒600mL。

【功能主治】用于治疗老人冷气、逆心痛结、行动不便及感受寒邪引起的气逆喘息。

【用法用量】分10次服完。

【自制方法】温酒至热，即下姜末投酒中。

温阳止嗽酒

【药物配比】丹参、生地黄各250g，川芎、石斛、牛膝、黄芪、白术、肉苁蓉各200g，防风、独活、炮附子、秦艽、桂心、干姜各150g，钟乳（研）1.8g，酒3L。

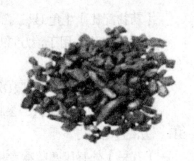

丹参

【功能主治】久嗽。

【用法用量】初服20mL，1日2

次，渐渐加大剂量。

【自制方法】以上14味切片，和入钟乳粉，以酒3L浸7日。

【宜忌】本品处方中的附子毒性较大，需要在用药时加工炮制。忌食桃、李、雀肉、生葱、猪肉、冷水、芜荑。

四味川椒酒

【药物配比】川椒（去目及闭口者，微炒出汗）50g，白芷60g，旋覆花60g，肉桂25g，酒1L。

【功能主治】用于治疗肾虚耳鸣，咳逆喘急，头目昏痛。

【用法用量】每日早、晚各1次，每次空腹温服15~20mL。

【自制方法】以上4味药，共捣碎细，置于净瓶中，用醇酒1L浸之，封口，经5日后开取。

【宜忌】阴虚火旺者忌服。

紫苏大枣酒

【药物配比】紫苏茎叶（切）50g，大枣27枚，酒3L。

【功能主治】降逆下气。用于治疗肺气上逆。

【用法用量】分20次服完。

【自制方法】以上2味，用酒3L，煮取1.5L。

龟肉酒

【药物配比】生龟3只，白酒2L。

【功能主治】用于治疗咳嗽日久、千方不效者，及四肢拘挛或久瘫痪不收。

【用法用量】早、晚各服1次，每次服20mL。

【自制方法】生龟3只，去肠杂，洗净，以水2L煮取1L，以白酒浸5日，去渣过滤即得。

【宜忌】外感风寒咳嗽者忌服。

【按】龟肉甘咸，性平，益阴补血，适用于痨瘵骨蒸、久嗽咯血等阴虚咳嗽。外感咳嗽则不宜服用。

蜂蜜鸡蛋酒

【药物配比】鲜鸡蛋500g，蜂蜜500g，三花酒或白酒3瓶（约1.5L）。

【功能主治】润肺止咳。用于治疗老年虚寒咳嗽。

【用法用量】每日服2次，每次20~50mL，宜早餐后、晚睡前服，一般病症以6日为1个疗程。

【自制方法】在干净盆中倒入酒，将蛋清、蛋黄、蜂蜜与酒充分混合均匀，再装入干净瓶中摇匀即可使用。

【宜忌】服用蜂蜜鸡蛋酒不宜过量，忌喝醉。高血压、肾炎、肺结核、严重骨病患者及孕妇等禁用。

阿胶酒

【药物配比】阿胶400g，黄酒1.5L。

【功能主治】适用于阴虚咳嗽、眩晕心悸、虚劳咳血、吐血、崩漏。

【用法用量】分4次服，空腹细细饮之，不拘时候。服尽不愈，再依前法另制。

【自制方法】用酒在文火上煮阿胶，令化尽，再煮至1L，取下候温，装瓶备用。

寒凉咳嗽酒

【药物配比】全紫苏60g，杏仁5g，瓜蒌皮15g，浙贝母15g，半夏15g，枳壳15g，桔梗15g，桑白皮15g，枇杷叶15g，茯苓15g，陈皮30g，干姜30g，细辛7.5g，豆蔻仁7.5g，五味子7.5g，甘草5g，白酒2.5L。

【功能主治】祛风散寒，止嗽平喘。适用于寒凉咳嗽，症见咳嗽气喘、鼻塞流涕、喉痒声重、痰稀色白、头痛发热、恶寒或恶风等。

【用法用量】每日早、晚各服1次，每次30~50mL。

【自制方法】以上前16味共捣碎，装入细纱袋中，扎紧口，置容器中，倒入白酒浸泡，密封，隔日振摇1次，12日后开封，弃渣过滤即成。

【宜忌】凡咳嗽属阴虚、久咳痰少、痰中带血丝、口燥咽干者忌服。本品处方中的细辛毒性较大，需要在用药时加工炮制。

蜜膏酒

【药物配比】蜂蜜250mL，饴糖250g，生姜汁125mL，生百部汁125mL，枣肉泥75g，杏仁泥75g，橘皮末60g。

【功能主治】疏风散寒，止咳平喘。适用于肺气虚寒、风寒所伤、语声嘶塞、咳唾上气、喘嗽及寒邪郁热等症。

【用法用量】日服3次，每次用温酒20mL调服1~2汤匙，细细含咽。

【自制方法】先将杏仁泥和生百部汁加水1L，煮成500mL，去渣，加入蜂蜜、生姜汁、饴糖、枣肉泥、橘皮末等，文火再熬取1L。

芝麻核桃酒

【药物配比】黑芝麻25g，核桃仁25g，白酒500mL。

【功能主治】补肾，纳气，平喘。适用于肾虚喘咳、腰痛脚软、阳痿遗精、大便硬结等。

【用法用量】日服2次，每次服15mL。

【自制方法】将以上前2味洗净，放入酒坛内，再倒入白酒，拌匀，密封，置阴凉处浸泡15日即成。

雪梨酒

【药物配比】雪梨500g，白酒1L。

【功能主治】生津润燥，清热化痰。适用于烦渴、咳嗽、痰热惊狂、噎膈、便秘等症。

【用法用量】不拘时，随量饮用。

【自制方法】先将雪梨洗净去皮核，切小块，放入酒坛内，加入白酒，密封，每隔2日搅拌一次，浸泡7日后即成。

【宜忌】脾胃虚寒者忌服。

小叶杜鹃酒

【药物配比】小叶杜鹃（全品）100g，白酒500mL。

【功能主治】适用于慢性气管炎、哮喘。

【用法用量】日服2次，每次服10mL。

【自制方法】浸泡7日后，去渣服用。

猪胰酒

【药物配比】猪胰（细切）3具，大栗30个，白酒3L。

【功能主治】适用于上气喘急、坐卧不安。

【用法用量】每次空腹温服20~30mL，早、晚各1次。

【自制方法】以上2味用酒3L浸之，秋冬3日，夏季1日，春季2日，密封，用布绞去渣即成。

蛤蚧定喘酒

【药物配比】蛤蚧1对，白酒1L。

【功能主治】补肺益肾，纳气定喘。适用于久病体虚的慢性虚劳喘咳、动则气喘、咳嗽少气、阳痿、慢性支气管炎属肾阳虚者。

【用法用量】日服2次，每次服20mL。

【自制方法】先将蛤蚧去头、足、鳞，切成小块后浸于酒中，密封，置阴凉处30日，经常摇动。

【宜忌】风寒及实热性咳嗽者忌服。

核桃酒

【药物配比】核桃仁50g，白酒500mL。

【功能主治】补肾养血，止喘纳气。适用于肾虚喘咳、腰痛脚软、阳痿、遗精、大便燥结。

【用法用量】日服3次，每次服15mL。

【自制方法】先将核桃仁挑选干净，除去皮及杂质，捣碎，放入酒坛中，再将白酒倒入，拌匀，密封，隔日搅拌1次，浸泡15日后过滤即成。

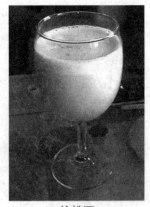

核桃酒

肺痨骨蒸

肺痨骨蒸酒

【药物配比】侧柏叶1.5kg，黍米6kg，红曲500g。

【功能主治】主治传尸骨蒸瘦病。

【用法用量】每日3次，量力饮服，以不醉为度。

【自制方法】将侧柏叶洗净捣碎，以水6L煮取3L，取汁浸曲；将黍米煮熟，候冷，取汁拌匀，放入干净容器中密封，14日开封，过滤即成。

绿豆山药酒

【药物配比】绿豆、山药各100g，黄柏、牛膝、元参、沙参、白芍、山栀、麦门冬、天花粉、蜂蜜各75g，当归60g，甘草15g，醇酒5L。

【功能主治】治阴虚痰火诸疾，病后调理。

【用法用量】适量饮服。

【自制方法】用醇酒浸之。

胃腹疼痛

核刺酒

【药物配比】核桃（鲜果）250g，刺梨根130g，白酒1L。

【功能主治】补气，消炎，解疼。用于治疗慢性胃肠炎、腹痛。

【用法用量】口服，每日3次，每次10mL。

【自制方法】将鲜核桃果捣碎，刺梨根切碎，和白酒，按冷浸法浸渍20日后即可服用。

姜酒

【药物配比】生姜300g，冰糖100g，白酒500mL。

【功能主治】主治心腹冷痛、中恶痓忤。

【用法用量】温服，早、晚各1次，每次15mL。

【自制方法】将生姜洗净切成薄片，阴干1日。将阴干的生姜与酒、冰糖放入干净的玻璃瓶中，密封静置2日后过滤，放于阴凉处保存，15日后即可饮用。

生姜煮酒

【药物配比】生姜（捣碎）150g，陈酒1L。

【功能主治】用于治疗霍乱转筋，入腹欲死，及心腹冷痛。

【用法用量】1次服完，以渣贴疼处。

【自制方法】上药加入陈酒1L，煮2~3沸，取汁300mL。

生姜蜜酒

【药物配比】生姜汁100mL，白蜜1匙，清酒200mL。

【功能主治】用于治疗腹冷，少觉，不下食。

【用法用量】温服，1次服完，半月乃见效。

【自制方法】以上3味调匀，温热即服。

猪胆酒

【药物配比】猪胆1个，白酒30mL（视病人酒量大小，可略多或略少）。

【功能主治】用于治疗急性肠梗阻。

【用法用量】1次服完。

【自制方法】将其混合于碗中置小锅内炖热，1次服下。若无新鲜猪胆，也可用干品（其效稍缓），但1次需用2个。先将胆囊剪开，用热酒将里面的胆汁浇在碗里，按上法炖热后即可化开。

【按】服药后不久，即可见肠蠕动加快，腹内气响2~4小时许，即矢气而通下。

丁香煮酒

【药物配比】黄酒50mL，丁香2粒。

【功能主治】用于治疗寒性腹痛、腹胀、吐泻等症。

【用法用量】趁热饮酒，顿服。

【自制方法】黄酒50mL放在瓷杯中，再加丁香2粒，把瓷杯放在蒸锅中炖10分钟。

杨梅酒

【药物配比】杨梅2~3个，高粱酒200mL。

【功能主治】用于治疗痧气（夏秋间常见的一种发疹性热病，症见腹痛、吐泻）。

【用法用量】饮服杨梅酒半酒盅，或食酒浸之杨梅2~3个。

【自制方法】选上好杨梅浸于高粱酒内（酒量以浸没杨梅为度）密封备用。

火麻仁酒

【药物配比】火麻仁500g，酒3L。

【功能主治】润肠化燥，通淋活血。用于治疗肠燥便秘所致胀痛。

【用法用量】1日2次，适量饮。

【自制方法】火麻仁熬令香，熟捣，取酒浸泡1日，滤取1L备用。

硫黄椒酒

【药物配比】舶上硫黄（明者）100g，川椒（净拣，去合口者，去黑目）200g，诃子（略搥碎）24个，无灰酒5L。

【功能主治】治反胃、胃寒吞酸等。

【用法用量】取适量饮服，早晚各1次。

【自制方法】以上3味，各用生绢袋盛之，以无灰酒5L渍之，7日即可服。取饮1杯即加1杯生酒在内，汉椒90日一换，诃子72日一换，硫黄则长用，病除即止。

【宜忌】阴虚火旺者及孕妇忌服。

三豆药酒

【药物配比】红豆蔻（去壳）、肉豆蔻（面裹煨，用粗纸包压去油）、白豆蔻（去壳）、高良姜（切片，焙）、肉桂（去粗皮）、丁香各8g，白糖霜120g，鸡蛋2个，白酒500mL。

【功能主治】适用于脾胃虚寒之气滞脘满、进食不化、呕吐恶心、腹泻作痛等。

【用法用量】早、晚各服1次，每次服20~30mL。

【自制方法】先取白糖霜加水1碗，入铜锅内煎化，再入鸡蛋清，煎10余沸，加入白酒，离火置稳便处，将药末入锅内搅匀，以火点着白酒，片刻即盖锅盖，火灭待冷后，滤去渣，纳入瓷瓶内，用冷水浸去火气即成。

荔枝煮酒

【药物配比】荔枝5枚，白酒100mL。

【功能主治】适用于气虚胃寒。

【用法用量】顿服。

【自制方法】取荔枝肉5枚，加入100mL白酒，煮取50mL。

五香料酒

【药物配比】甘草120g，菊花120g，甘松120g，肉桂120g，白芷120g，藿香120g，山奈120g，青皮120g，薄荷120g，檀香120g，砂仁120g，丁香120g，大茴香120g，细辛18g，红曲18g，木香18g，干姜12g，小茴香15g，多年陈酒4.5L。

【功能主治】醒脾健胃，散寒止痛，芳香辟秽，发表祛暑。可治疗脾胃气滞、虚寒脘满、食欲不振等症，并可用于寒凝气滞的小肠疝气及暑月感受风寒等症。

【用法用量】每日早、晚饮50~100mL。

【自制方法】用多年陈酒4.5L，将上药用绢袋盛好，浸入酒中，密封，10日后可用。

【宜忌】若是感受暑热、温热之邪，病人不恶寒而怕热、多汗、口渴舌红者，则不可饮用该酒。此外，该酒辛香温燥的药物居多，凡阴虚火旺者不宜服，以免重伤阴液。本品处方中的细辛毒性较大，需要在用药时加工炮制。

红茅药酒

【药物配比】公丁香6g，白豆蔻6g，砂仁10g，高良姜6g，零陵香6g，红豆蔻6g，白芷10g，当归30g，木香2g，肉豆蔻6g，陈皮20g，枸杞子10g，檀香2g，草豆蔻6g，佛手10g，桂枝6g，沉香4g，肉桂20g，山药6g，红曲150g，白酒5L，蜂蜜500g，冰糖500g。

【功能主治】理脾和胃，温中散寒。适用于寒湿中阻、脾胃气滞的脘满痞塞、腹胀腹痛、不思饮食、消化不良等症。

【用法用量】每日 2 次，每服适量，须烫热饮用。

【自制方法】将上述药物装入布袋，浸于白酒中，加热煮数沸再兑入蜂蜜、冰糖，溶化即成。

【按】本方在大量辛温药中加入当归、枸杞子、山药滋阴养血，用以防止温燥伤阴，配方合理，气味芳香，是一种理想的药酒。

温脾酒

【药物配比】干姜30g，甘草30g，大黄30g，人参20g，制附子20g，黄酒500mL。

【功能主治】用于治疗脘腹冷痛、大便秘结或久痢。

【用法用量】每日早、晚各1次，每次温饮10~20mL。

【自制方法】以上5味药共捣细，置于净瓶中，用黄酒渍之，经5日后开取，去渣备用。

【宜忌】本品处方中的附子毒性较大，需要在用药时加工炮制。

状元红酒

【药物配比】当归15g，红曲30g，砂仁30g，广皮15g，青皮15g，丁香6g，白蔻6g，山栀6g，麦芽6g，枳壳6g，藿香9g，厚朴6g，木香3g，冰糖1kg，白酒5L。

【功能主治】醒脾开胃，化滞祛湿，疏肝理气。适用于脾胃失和，肝气郁滞。无明显症状者服之亦有醒脾开胃、增进食欲的作用。

【用法用量】早、晚各1次，每次饮50~100mL。

【自制方法】将上述药物装入纱布袋内，浸于白酒中，用文火煮30分钟后加入冰糖，取出放凉。

【宜忌】孕妇忌服，阴虚津亏者不宜服用。

【按】本方虽有当归滋阴养血，但总以温燥之品为主药，故适用于气滞而偏寒者。

白药酒

【药物配比】白茯苓15g，白术15g，天花粉15g，山药15g，芡实15g，牛膝15g，薏苡仁15g，白豆蔻9g，白酒5L。

【功能主治】健脾，祛湿，开胃。凡脾虚食少、食后腹满、小便不利、大便稀溏者，均可服用此药酒。

【用法用量】每日2次，每次服50~100mL。

【自制方法】以上药物用白酒浸泡数日后即可使用。为了矫味，可加入适量白蜜。

蒜姜酒

【药物配比】独头蒜1头，生姜30g，白酒500mL。

【功能主治】主治胃疟饥不能食。

【用法用量】未发时，每次取100mL慢慢饮服。

【自制方法】上药研碎，以酒调之，去渣即成。

术苓忍冬酒

【药物配比】白术60g，白茯苓60g，甘菊60g，忍冬叶40g，醇酒1.5L，冷开水1L。

【功能主治】用于治疗脘痛痞满，心悸目昏，腰脚沉重。

【用法用量】每日1~2次，每次空腹温饮50~100mL。

【自制方法】将白术、白茯苓、甘菊捣碎，忍冬叶切细，将此4味药用纱布包好，置于净器中，用醇酒浸之，封口，经7日后开启，再添入冷开水即成。

松萝酒

【药物配比】松萝100g，乌梅、栀子各27枚，常山150g，甘草（炙）50g，白酒3L。

【功能主治】主治胸中痰积蕴热。

【用法用量】每次取100mL温服，亦可再服，得快吐即止。

【自制方法】上药切细捣碎，以酒渍1宿，煮取2L，去滓即成。

【宜忌】忌海藻、菘菜、生葱。本品处方中的常山毒性较大，需要在用药时加工炮制。

松萝瓜蒂酒

【药物配比】杜衡150g，松萝150g，瓜蒂30枚，白酒1.2L。

【功能主治】用于治疗胸中有痰、头痛、不欲食、气壮者。

【用法用量】旦饮100mL，取吐；不吐，晚再服100mL。

【自制方法】以上3味药，酒渍2宿即成。

【按】方中瓜蒂、杜衡、松萝均为催吐之药，又用酒浸鼓荡以促之，吐力颇强，故宜用于体质强壮者。杜衡、松萝，晋、唐方剂中屡见，今人少用。

寄生虫病

大血藤酒

【药物配比】大血藤30g，黄酒120mL。

【功能主治】用于治疗胆道蛔虫病。

【用法用量】成人每日服2次，每次1剂。小儿用量酌减。

【自制方法】大血藤加黄酒，煎至60mL为1剂。

土瓜根酒

【药物配比】土瓜根50g，白酒100mL。

【功能主治】用于治疗蛊毒。

【用法用量】1次服完。

【自制方法】上药细研，用酒浸1宿，次日去滓即成。

泻　痢

止痢酒

【药物配比】干地榆500g，炮附子50g，白酒5L。

【功能主治】用于治疗痢疾。

【用法用量】日服 2 次，每次100mL。

【自制方法】以上2味，以酒渍5宿即成。

【宜忌】本品处方中的附子毒性较大，需要在用药时加工炮制。

回阳救急酒

【药物配比】公丁香30g，肉桂30g，樟脑30g，白酒500mL。

【功能主治】温阳散寒，救急止痛。适用于阳气不振、阴寒凝滞的寒性腹痛、泄泻、痛经等症。也可用于治疗上吐下泻的副霍乱、急性肠炎、食物中毒等症。

【用法用量】每次以10~20滴滴舌面，先含后咽。或以白开水冲服。因吐泻不止而转筋者，还可以用该药酒外擦患处。

【自制方法】将上述药物压碎，装入纱布袋中，用白酒（以南昌酒厂出品的三花酒为良）浸泡，宜用瓷坛做容器，密封一个月，然后将酒装入玻璃瓶中备用。

【宜忌】剧烈的吐泻常由于肠道传染病引发，有的甚至是烈性传染病，病势凶险，传染性强，故须高度重视，及时诊断治疗，杜绝传染他人，有的需采取综合措施进行抢救，所以切不可掉以轻心，延误时机。

高血压、高脂血症

嫩竹酒

【药物配比】嫩竹120g，白酒1L。

【功能主治】清热利窍。适用于原发性高血压、便秘、痔疮等症。

【用法用量】日服2次，每次服20mL。

【自制方法】将嫩竹捣碎，与白酒一同放入容器中，密封12日即成，其间搅拌2次。

杜仲酒

【药物配比】杜仲30g，白酒500mL。

【功能主治】补肝肾，强腰膝，降血压。适用于高血压症、肾虚腰痛等。

【用法用量】日服2~3次，每次服10~20mL。

【自制方法】以上药切碎，放入白酒中浸泡7日即成。

灵芝丹参酒

【药物配比】灵芝30g，丹参5g，三七5g，白酒500mL。

【功能主治】益精神，治虚弱。适用于冠心病、高血压症、神经衰弱等。

【用法用量】日服2次，每次服20~30mL。

【自制方法】以上前3味洗净切片，置容器中，加入白酒，密封，每日振摇数下，浸泡15日，滤渣即成。

疟 疾

乌贼骨酒

【药物配比】乌贼骨粉30g，白酒10mL。

【功能主治】用于治疗疟疾。

【用法用量】1次服完。

【自制方法】取乌贼骨放入水中浸泡2日，然后晒干碾碎过筛后备用。现配现服，混合后1次服完。

常山鳖甲酒

【药物配比】常山50g，鳖甲（去裙边，醋炙金黄）50g，知母9g，白头翁9g，桂枝（去粗皮）25g，青蒿1握，甘草（生）9g，桃李枝头心各7枚，葱、薤白各7茎，柴胡（去苗）9g，白酒750mL。

【功能主治】用于治疗疟疾，症见腰痛头重、寒热互作者。

【用法用量】空腹1次服完，以吐为度。

【自制方法】以上各药细捣如麻子大小，每次取25g，用酒浸1宿，次日晨煎取400mL，去药渣即成。

【宜忌】本品处方中的常山毒性较大，需要在用药时加工炮制。

柴胡煎酒

【药物配比】柴胡（去苗）25g，常山9g，甘草（生）25g，附子（炮裂，去皮脐）25g，干姜（炮制）30g，白酒750mL。

【功能主治】治久疟痰不愈，将成骨蒸痨，时寒时热者。

【用法用量】分2次服，空腹未发时服1次，饭后服第2次。

【自制方法】上药捣碎如麻子，每次用25g，以酒750mL煎至500mL去渣即成。

【宜忌】本品处方中的常山、附子毒性较大，需要在用药时加工炮制。

青蒿酒

【药物配比】青蒿2.5kg，糯米5kg，酒曲250g。

【功能主治】凉热血，退虚热。适用于疟疾，症见寒热往来、寒轻热重者。

【用法用量】每日不拘量，徐徐饮之，以不醉为度。

【自制方法】将青蒿切碎加水煎汁，糯米炊熟，曲研细。3者共入缸中，用柳枝搅拌均匀，密封，置保温处，14日后开启，去渣装瓶备用。

常山黑豆酒

【药物配比】常山50g，蒜（独头者去根茎横切）1头，糯米、黑豆各100粒，清酒1L。

【功能主治】治间日疟。

【用法用量】欲发时，将药分为3份，取饮1份，如未吐更服1份，及吐则愈。

【自制方法】上药切碎，用清酒浸药于碗中，以白纸覆之，随用随取。

【宜忌】本品处方中的常山毒性较大，需要在用药时加工炮制。

常山甘草酒

【药物配比】常山90g，乌梅肉250g（生用），甘草250g（生用），白酒500mL。

【功能主治】痰实疟，发歇不止。

【用法用量】顿服。良久，以箸入喉中引之，吐出恶物立愈。

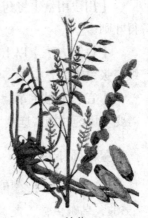

甘草

【自制方法】上3味共捣细，以酒浸1宿，晨起去滓，以文火令温，即服。

【宜忌】本处方中的常山毒性较大，需要在用药时加工炮制。

常山蒜酒

【药物配比】常山（细切）150g（虚弱者取100g），蒜7瓣，白酒1.5L。

【功能主治】用于治疗瘴疟及瘴气。

【用法用量】温服，以呕吐为度。若早晨发者，半夜服，要使吐。

【自制方法】上药捣碎，蒜去皮尖切，用酒渍浸1宿，旦去渣。

【宜忌】本品处方中的常山毒性较大，需要在用药时加工炮制。

常山川乌酒

【药物配比】常山（切）50g，独头蒜（去根茎，横切）1头，糯米100粒，川乌8g，清酒1L。

【功能主治】用于治疗疟疾。

【用法用量】将药分为3份，欲发时取饮1份，如未吐再服1份，得吐则瘥。

【自制方法】以上4味，病未发前1日，用酒浸药于碗中，用白纸一张覆盖。

【宜忌】忌生菜、生葱。本品处方中的常山、川乌毒性较大，需要在用药时加工炮制。

鳖甲蜀漆酒

【药物配比】鳖甲（炙令黄）100g，常山150g，蜀漆100g，附子50g，乌贼鱼骨（炙）50g，知母100g，川椒（微炒去汁）50g，白酒3L。

【功能主治】用于治疗疟疾。

【用法用量】初服100mL，稍稍加至200mL，一日3~4服。

【自制方法】将上药细碎，用酒渍1宿即成。

【宜忌】忌苋菜、生葱、生菜、猪肉。本品处方中的常山、附子毒性较大，需要在用药时加工炮制。

鲮鲤甲常山酒

【药物配比】鲮鲤甲（酒浸，炙令黄）25g，常山9g，鳖甲（去裙边，醋浸炙黄）25g，乌贼鱼骨（去甲）9g，乌梅肉（微炒）3g，竹叶一握，桃仁（汤浸，去皮尖）24枚，豆豉10g，葱白（切）7茎，白酒3L。

【功能主治】用于治疗疟久不愈。

【用法用量】每日空腹温服200mL，良久取吐；如不吐，至中午前再服，连续2~3服，如不愈，隔日依前法服用。

【自制方法】上药捣如麻子大小，用纱布袋盛之，入酒浸1宿即成。

【宜忌】本品处方中的常山毒性较大，需要在用药时加工炮制。

疝

降椒酒

【药物配比】降香（捣细）100g，川椒（去合口者）50g，无灰酒2L。

【功能主治】预防外邪侵犯，兼治风湿脚气、疝气、冷气及背面恶寒。

【用法用量】每日饮数次，每次100mL。

【自制方法】上药用纱布袋盛之，浸无灰酒中3宿即成。

灯笼草根酒

【药物配比】灯笼草根120g，黄酒300mL。

【功能主治】用于治疗疝气偏坠、久不愈者。

【用法用量】早、晚各服1次，每次服100~150mL。

【自制方法】将上药切碎，与黄酒同入瓶中，隔水煮1~2小时、静置1夜，去渣取酒即成。

香楝酒

【药物配比】南木香、小茴香、大茴香、川楝肉各15g，葱白连须5根，醇酒250mL，食盐6g。

【功能主治】疝气因劳累而发者，其脉沉紧，豁大无力，是夹虚也，其痛亦轻。治偏坠气。

【用法用量】分作2次，空腹热服。极痛者，一服立愈。

【自制方法】上药合作一服，锅内炒至香，入葱白连须，用水1碗，淬入锅内，以碗罩住，候煎至半碗取出去渣，加醇酒合和，入炒盐调味即成。

鼠李子酒

【药物配比】鼠李子240g，白酒1L。

【功能主治】治疗疝气。

【用法用量】每日服2次，渐加至3次，每次服100mL。

【自制方法】将新鲜鼠李子晒干，九蒸九曝，酒浸即成。

橘核药酒

【药物配比】橘核9g，荔枝核9g，川楝子（盐炒）9g，小茴香15g，牡蛎粉15g，葫芦巴9g，肉桂6g，青皮9g，高粱酒500mL。

【功能主治】温阳散寒，行气散结。适用于肝肾阴寒所致疝气偏坠，阴囊肿大，起消无常，痛引脐腹，因劳累或受冷即发者。

【用法用量】根据个人的体质、耐受情况，酌量饮用，每日2次。

【自制方法】将上述药物粉碎，装入瓶中，用高粱酒浸泡30日，过滤去渣即成。

【宜忌】儿童禁用。

头痛、眩晕

延年薯蓣酒

【药物配比】山药（学名薯蓣）、白术、五味子（碎）、丹参各40g，防风50g，山茱萸（碎）60g，人参10g，生姜（屑）30g，白酒2.5L。

【功能主治】补益气力。主治头晕不能食。

【用法用量】每日2次，每次温服100mL，逐渐增加剂量。

【自制方法】以上8味药切细捣碎，以纱布袋盛之，以酒浸5日即成。

【宜忌】忌桃、李、雀肉等。

独活风眩酒

【药物配比】独活300g，枳实150g，清酒800mL。

【功能主治】用于治疗风眩翻倒不定。

【用法用量】1次服完。以药渣熨头覆眠取汗，觉冷，又炒令热，熨之。

【自制方法】上药切细，以清酒800mL煮取400mL即可。

当归酒

【药物配比】大当归100~150g，白酒250g。

【功能主治】和血脉，坚筋骨，止诸痛，调经水。用于治疗血虚头痛欲裂、月经不调等。

【用法用量】每日1剂，分3~5次服用。

【自制方法】将当归切薄片，酒浸3日即成。

复方蔓荆子酒

【药物配比】蔓荆子120g，菊花60g，川芎40g，防风60g，薄荷

60g，黄酒1L。

【功能主治】用于治疗风热性头痛、头昏、偏头痛。

【用法用量】每日3次，每次饮15mL，渐加至20mL。

【自制方法】以上5味药，共捣碎，用黄酒浸于净瓶中，经7日后，开封，去渣备用。

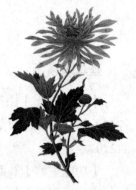

菊花

大豆蚕沙酒

【药物配比】大豆150g，云茯苓126g，蚕沙126g，黄酒1.5L。

【功能主治】用于治疗头痛烦热、肌酸体重、身痒、背强、口噤及女子产后风湿。

【用法用量】每日5~7次，每次温饮1~2小杯，微出汗则佳。

【自制方法】将后两味药碎细，置净瓶中，用黄酒浸之；另炒大豆，令声断，急投入酒中，封口，经7日后开封，去渣备用。

【宜忌】宜避风寒。

白菊花酒

【药物配比】白菊花1.5kg，无灰酒6L。

【功能主治】主治男子、妇人久患头风眩闷，头发干落，胸中痰结，每风发即头旋眼昏，不觉欲倒者，是其候也。民间亦用于治疗肝热型高血压眩晕症。

【用法用量】空腹饮适量，每日3次，常令酒气相续为佳。

【自制方法】春末夏初，收软苗，阴干捣末，合无灰酒即可。秋八月合花收曝干，切细，用纱布袋盛，贮无灰酒中，经7日即可。

桑白皮姜桂酒

【药物配比】桑白皮25g，干姜100g，桂心5寸，大枣20枚，米酒2L。

【功能主治】治同房后妇人头痛，欲呕心闷。

【用法用量】分2次服完，不令汗出。

【自制方法】以上4味药切细，以酒2L，煮取600mL，去渣即得。

松花酒

【药物配比】松花150g，陈酒1L。

【功能主治】轻身疗病。用于治疗头晕、头皮肿痹。

【用法用量】每日服2次，每次空腹温饮100~150mL，晚饭前再服。

【自制方法】上药，春三月取五六寸如鼠尾者，蒸熟，细切，用纱布袋盛之，以酒浸5日即成。

独活桂心酒

【药物配比】独活、桂心各250g，白酒3L。

【功能主治】用于治疗眩晕、肌肤畏寒、外感病先兆。

【用法用量】每次服30mL，每日3次，渐加至50mL。

【自制方法】以上2味药切细，用酒浸，在火边炙，使酒暖。

【宜忌】忌生葱。

黄连酒

【药物配比】黄连30g，白酒180mL。

【功能主治】清热止痛。适用于头痛日久不愈。

【用法用量】口服，不拘时，随量。

【自制方法】将黄连置容器中，加入白酒，煎煮至60mL，去渣，即成。

宁心酒

【药物配比】龙眼250g，桂花60g，白酒2.5L，白糖120g。

【功能主治】安神定志，宁心悦颜。适用于神经衰弱、心悸头痛等。

【用法用量】日服2次，每次服20mL。

【自制方法】以上前2味置容器中，加入白糖和白酒，密封，浸泡30日即成。

【宜忌】糖尿病患者忌服。

白菊花酒

【药物配比】白菊花100g，白酒1L。

【功能主治】清肝明目，疏风解毒。适用于头痛、视物昏花、头发脱落、心胸烦闷等。

【用法用量】日服2次，每次服15~20mL。

【自制方法】将菊花装入纱布袋，置容器中，加入白酒，密封，浸泡7日即成。

当归参芪酒

【药物配比】当归30g，党参10g，黄芪15g，醇酒1L。

【功能主治】适用于血虚夹瘀所致的头痛，其痛如细筋牵引或针刺，痛连眼角，午后尤甚，双目发涩、心悸怔忡、面色萎黄、眩晕等症，舌质色淡可有瘀点。

【用法用量】日服2次，适量饮用。

【自制方法】将上药同酒煎取600mL即成。

失眠、心悸、健忘

冠心活络酒

【药物配比】三七、冬虫夏草、当归各18g，西红花、橘络、人参、川芎、薤白各15g，白糖150g，白酒500mL。

【功能主治】养心益气，活血通络。用于治疗冠心病或慢性冠状动脉供血不足所致之胸闷、气短、心前区疼痛等症。

【用法用量】每日服3次，每次15mL。

【自制方法】将上药共捣为粗末，入酒内浸泡15日，每日摇动数次，过滤后加入白糖，即成。

竹叶酒

【药物配比】淡竹叶150g，糯米2kg，甜酒曲200g。

【功能主治】清心除烦。适用于热病后心烦，难以入寐。

【用法用量】每日早、晚各服酒酿30mL。

【自制方法】将竹叶煎煮取汁，以药汁浸米，同煮熟，摊凉后，加入甜酒曲，拌匀，置温暖处发酵，做成甜酒酿服用。

桑龙药酒

【药物配比】桑葚120g，龙眼肉120g，白酒5L。

【功能主治】滋阴养血，养心安神，补益脾气。适用于心脾不足、阴虚血少所致的心悸失眠、体弱少力、耳聋眼暗等症。

【用法用量】适量饮服。

【自制方法】以白酒浸泡，坛口封固，10日后开坛取饮。

养神酒

【药物配比】熟地黄90g，枸杞子60g，白茯苓60g，山药60g，当归身60g，薏苡仁30g，木香15g，酸枣仁30g，续断30g，麦门冬30g，丁香6g，莲子肉60g，大茴香15g，龙眼肉250g，白酒10L。

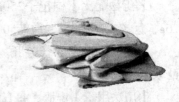

山药

【功能主治】安神定志。适用于心脾两虚、精血不足所致的神志不安、心悸失眠等症。平素气血虚弱者，也可服用。

【用法用量】日服2次，适量饮用。

【自制方法】将上述茯苓、山药、薏苡仁、莲子肉制为细末，其余的药物制成饮片，一起装入纱布袋内，以白酒浸于容器内，封固，隔水加热至药材浸透，取出静置数日后即成。

黄酒核桃饮

【药物配比】核桃仁5个，白糖50g，黄酒30mL。

【功能主治】用于治疗失眠、头痛。

【用法用量】顿服，每日2剂。

【自制方法】上药放在蒜罐或瓷碗中，用擀面杖捣碎成泥，再放入锅中加黄酒，用小火煎煮10分钟，每日食用。

龙眼仙酒

【药物配比】龙眼肉1~1.5kg，白酒5L。

【功能主治】补心血，壮元阳，悦颜色，助精神。用于治疗怔忡、惊悸、不寐等症。

【用法用量】早、晚各随量饮数杯。

【自制方法】浓酽白酒一坛，去壳龙眼肉放入酒中浸，日久则颜色娇红，滋味香美。

枸杞黄精酒

【药物配比】枸杞子250g，熟地黄50g，黄精（制）50g，百合25g，远志（制）25g，白糖500g，50度白酒5L。

【功能主治】滋肾益肝。用于治疗肝肾不足之虚劳羸瘦、腰膝酸软、失眠。

【用法用量】温服，每日2~3次，每次10~15mL。

【自制方法】黄精蒸透，晒干，切片；以纱布袋盛装上药，扎口，用白酒浸泡；14日后取出药袋压榨，将压榨液与原药酒合并，过滤装瓶备用。

缬草酒

【药物配比】缬草50g，白酒250mL。

【功能主治】用于治疗神经衰弱、心悸等症。

【用法用量】分7日服完。

【自制方法】浸泡48小时后服用。

二至益元酒

【药物配比】女贞子17g，墨旱莲17g，熟地黄13g，桑葚13g，黄酒1L。

【功能主治】滋养肝肾，益血培元。适用于肝肾不足之腰膝痠痛、眩晕失眠。

【用法用量】口服，每日2次，每次30mL。

【自制方法】将上药共研为粗末，以纱布袋装，扎口置容器中，加入黄酒密封浸泡，7日后取出药袋，压榨取液，将榨取液和药酒混合，静置过滤即得。

五味子酒

【药物配比】五味子50g，60度白酒500mL。

【功能主治】用于治疗神经衰弱之失眠、头晕、心悸、健忘、乏力、烦躁、低血压等。

【用法用量】每次30mL，每日3次，饭后服用，也可佐餐。

【自制方法】五味子洗净，装细口瓶中，加60度白酒500mL，封紧瓶口，每日振摇1次，半月后开始饮用。

丹参降香酒

【药物配比】丹参30g，降香10g，白酒500mL。

【功能主治】通九窍，补五脏，益气养血，安神宁心，活血祛瘀，有令人不病之功。适用于神经衰弱所致失眠健忘、冠心病、闭塞性脉管炎等症。

【用法用量】每日3次，每次服30mL，或量力饮之。

【自制方法】将丹参、降香洗净，切成薄片，放入纱布袋内，扎紧袋口，将白酒、纱布袋放入酒瓶内，盖上盖封口，浸泡15日即成。

人参果酒

【药物配比】人参果50g，白酒500mL。

【功能主治】用于治疗神经衰弱之头昏、失眠，及肾虚所致的须发早白、不思饮食、烦躁口渴、月经不调。

【用法用量】每服10~20mL，日服2次。

【自制方法】将人参果入白酒中浸泡5~10日后，即可服用。

心痛、厥脱

桂萸酒

【药物配比】吴茱萸30g，桂心50g，白酒500mL。

【功能主治】用于治疗卒心痛。

【用法用量】分2次服。

【自制方法】上药加入白酒500mL，煎成300mL即得。

四逆酒

【药物配比】吴茱萸60g，当归75g，桂心75g，芍药75g，细辛50g，通草50g，生姜40g，炙甘草50g，大枣12枚，清酒1L。

【功能主治】用于治疗多寒，手足厥冷，脉绝。

【用法用量】分4次温服。

【自制方法】上药以水1L、清酒1L，煮取1L即得。

【宜忌】忌生葱、生菜、海藻、菘菜。本品处方中的细辛毒性较大，需要在用药时加工炮制。

桂枝酒

【药物配比】桂枝100g，醇酒600mL。

【功能主治】用于治疗脱阳证，即因热性病汗出过多，或男子因性交而发生的虚脱现象。

【用法用量】待酒温后，分2次给病人灌服。

【自制方法】上药用醇酒600mL，煎成300mL，即成。

葱白酒

【药物配比】葱白连须100g，醇酒600mL。

【功能主治】用于治疗脱阳证。

【用法用量】分3次灌服，阳气即回。

【自制方法】上药于砂锅内捣碎，用醇酒600mL，煮至300mL，即成。

茶树根酒

【药物配比】新鲜茶树根150g，黄酒50mL。

【功能主治】用于治疗心力衰竭。

【用法用量】分2次饮服。

【自制方法】上药洗净，切片，加水适量，加黄酒同煎。

【按】此药酒只能用于辅助治疗，不能作为主治。

桂心栀豉酒

【药物配比】桂心50g，生姜150g，栀子14枚，淡豆豉30g，酒400mL。

【功能主治】治中恶，症见呼吸急促，难以为继。

【用法用量】令病人1次服完，引起呕吐更佳。

【自制方法】将上药捣碎，用酒400mL微火煮取200mL，去渣即成。

出 血

地黄酒

【药物配比】生地黄600g，酒5L。

【功能主治】治虚劳吐血、妊娠漏血，补益预防白发。

【用法用量】日服2次，每次50mL，不拘时候。

【自制方法】将生地黄洗切，于砂锅中捣取自然汁，绞去渣，用酒和匀，放于瓷器中，煎熟为度，瓷器盛贮。也可用酿酒法。

猪皮酒

【药物配比】猪皮1kg，黄酒250mL，红糖250g。

【功能主治】养血滋阴。各种出血症状均可使用。

【用法用量】日服2次，适量服用。

【自制方法】猪皮去毛洗净，切成小块，放入大锅中，加水适量，以小火煨炖至烂透汁液黏稠时，加黄酒、红糖，调匀停火，倒入碗盆内，冷藏备用。

地榆菖蒲酒

【药物配比】石菖蒲20g，地榆50g，当归40g，黄酒500mL。

【功能主治】用于治疗产后血崩。

【用法用量】食前分3次温饮。

【自制方法】将上药捣为细末，同酒煎取250mL，去渣即成。

阳痿不育

壮阳酒

【药物配比】狗肾1具，枸杞子30g，蛇床子20g，蜈蚣3条，白酒（或黄酒）1L。

【功能主治】用于治疗阳痿。

【用法用量】每次温饮1杯（约
40mL），日饮1次，连服10日为1个疗程。

【自制方法】上药浸入酒中，1周后
可饮用。

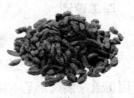

枸杞子

公鸡殖酒

【药物配比】米酒（50度）2.5L，鲜公鸡殖（鸡睾丸）200g，
淫羊藿、夜交藤、仙茅、路路通、龙眼肉各100g。

【功能主治】补肾，壮阳，益精。用于治疗阳痿、早泄、精子
数不足的男性不育症。

【用法用量】内服药酒，每日早、午空腹各服药酒20mL，晚临
卧服40mL。60日为1个疗程。

【自制方法】上药共置于瓶内加酒浸泡，密封，30日后可用。
鲜公鸡殖不宜用水洗或放置时间过长，忌日晒，令阉鸡者阉出鸡殖
后即投入酒内。

【宜忌】在第1个疗程用药期间，忌行房事；忌食萝卜、白菜等
寒性食物。

巴戟牛膝酒

【药物配比】巴戟天、牛膝各150g，枸杞根、白鲜皮、麦门
冬、地黄、防风各1kg，白酒10L。

【功能主治】用于治疗虚羸型性功能衰退之阳痿不举。

【用法用量】温服，每次20~30mL，常令酒气相续，勿至醉吐。

【自制方法】以上均用新鲜药材，若无鲜的用干的也可，拌匀
后，用酒浸，春季浸4日，秋冬浸27日，即可取饮。

【宜忌】慎食生冷、猪肉、鱼、蒜。

淫羊藿酒

【药物配比】淫羊藿500g，无灰酒4L。

【功能主治】强筋骨，兴阳事，理腰膝冷。用于治疗阳痿，亦可用于治疗偏风手足不遂及低血压。

【用法用量】每日随性温服，常令醺醺，不得大醉。酒尽，再合服之。

【自制方法】淫羊藿以纱布袋盛，浸无灰酒，密封3日即成。

【宜忌】阴虚、性欲亢进及高血压患者忌服。

二仙酒

【药物配比】仙茅（米泔水浸）120g，淫羊藿120g，五加皮120g，龙眼肉100枚，白酒4.5L。

【功能主治】用于治疗肾阳虚衰而有虚寒表现的阳痿症，兼腰膝酸软，精液清冷，小便清长，手足不温。

【用法用量】每次10mL，早、晚各服1次。

【自制方法】将上述药切片，装入纱布袋内，浸于白酒中，21日后启用。

【宜忌】五心烦热、小便黄赤、舌红少苔、脉细数者禁用该酒。

多子酒

【药物配比】枸杞子500g，龙眼肉500g，核桃肉500g，白砂糖500g，白酒7.5L，糯米酒5L。

【功能主治】用于治疗无子。

【用法用量】每日服3次，适量饮之。

【自制方法】上药放入纱布袋内扎口，放坛内，用白酒及糯米酒浸没，封口，经21日取出即可。

对虾酒

【药物配比】大对虾1对，白酒（60度）250mL。

【功能主治】用于治疗性功能减退、阳痿。

【用法用量】每日随量饮酒，也可佐餐饮。酒尽时，蒸熟对虾，分顿食用。

【自制方法】新鲜大对虾1对洗净，置大口瓶或瓷罐中，加入白酒，密封浸泡7日。

补精益志酒

【药物配比】熟地黄120g，全当归150g，川芎45g，杜仲45g，白茯苓45g，甘草30g，金樱子30g，淫羊藿30g，金石斛90g，白酒5L。

【功能主治】用于治疗虚劳损伤、精血不足、形体消瘦、面色苍老、饮食减少、肾虚阳痿、腰膝酸软等症。

【用法用量】每日早、晚各服1次，每次空腹服20~40mL。

【自制方法】以上9味药，均切碎为粗末，用纱布袋盛之，置于净器中，浸入白酒，封口。春夏7日，秋冬10日开取，去渣备用。

助阳酒

【药物配比】党参15g，熟地黄15g，枸杞子15g，沙苑子10g，淫羊藿10g，母丁香15g，远志肉4g，沉香4g，荔枝肉7个，白酒1L。

【功能主治】用于治疗阳痿。

【用法用量】早、晚各饮20~40mL。

【自制方法】以上9味药，用纱布袋盛，用酒浸于干净容器中，密封口，3日后放热水中煮15分钟，再放冷水中去火毒，静置3周即成。

固精酒

【药物配比】枸杞子120g，当归（酒洗切片）60g，熟地黄

90g，白酒2L。

【功能主治】用于治疗阳痿不育。

【用法用量】每日早、晚各饮60~100mL，不可太多。

【自制方法】上药以纱布袋盛之，放入坛内，加入白酒，沸水煮1小时，趁热埋土中7日后取出，即可取饮。

海狗肾酒

【药物配比】海狗肾2个，红曲200g，糯米5kg。

【功能主治】用于治疗肾虚阳痿、性欲减退、体弱畏冷、腰膝酸软。

【用法用量】每日3次，每次空腹饮50~100mL。

【自制方法】将海狗肾浸酒捣烂，和曲、米，如常法酿酒。

鹿茸虫草酒

【药物配比】鹿茸20g，冬虫夏草90g，高粱酒1.5L。

【功能主治】温肾壮阳，益精养血。适用于肾阳虚衰、精血亏损所致腰膝酸软无力、畏寒肢冷、男子阳痿不育等症。

【用法用量】每日饮20~30mL。

【自制方法】将上述药物饮片以高粱酒浸泡10日，过滤饮用。

【宜忌】该酒性温热，阴虚者禁用。

鹿血酒

【药物配比】新鲜鹿血50mL，醇酒100mL。

【功能主治】调血脉，止腰痛，补肾壮阳。用于治疗肾虚亏损之腰痛、阳痿。

【用法用量】每日温服50mL。

【自制方法】将新鲜鹿血与酒和匀，静置后取上澄清液即得。

【宜忌】风热感冒禁服。

鹿茸酒

【药物配比】楮实子（微炒）100g，鹿茸（涂酥炙去毛）10g，制附子60g，川牛膝60g，巴戟天60g，石斛60g，炮姜30g，肉桂（去粗皮）30g，大枣60g，白酒5L。

【功能主治】用于治疗脾肾阳虚之阳痿早泄。

【用法用量】每日早、晚各1次，每次空腹温饮10mL。

【自制方法】以上9味药材共捣碎细，用纱布包贮，置于净器中，用醇酒浸之，封口，经8日后开取，去渣备用。

【宜忌】本品处方中的附子毒性较大，需要在用药时加工炮制。

壮阳益肾酒

【药物配比】蛤蚧1对，海马10g，鹿茸10g，丹参15g，枸杞子50g，淫羊藿30g，白酒2.5L。

【功能主治】补肾壮阳。用于治疗阳痿。

【用法用量】每日睡前饮35mL，2个月为1个疗程。

【自制方法】将上药洗净后，放于白酒中，浸泡7日后即可饮用。

助育衍宗酒

【药物配比】鲜狗鞭2具，紫河车50g，淫羊藿100g，枸杞子100g，丹参100g，50度以上白酒2.5L。

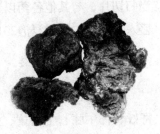

紫河车

【加减】肾阴虚型加女贞子、黄柏；肾阳虚型加肉桂、巴戟天；气虚血弱型加黄芪、何首乌；脾肾两经郁热型加杜仲、黄精；湿热下注型加苦参、龙胆草；肝经郁热型加栀子、柴胡。

【功能主治】补肾益精，滋阴养肝，活血通络。用于治疗精液异常之不育症。

【用法用量】每日3次，每次20~25mL，30日为1个疗程。

【自制方法】将上药共置于容器内，密封，20日后即可饮用。

振阳灵药酒

【药物配比】淫羊藿15g，黄芪20g，枸杞子20g，蛇床子15g，阳起石15g，菟丝子15g，益智仁10g，蜈蚣10条，海狗肾1具，黄酒、白酒各500mL。

【功能主治】补肾壮阳。用于治疗阳痿。

【用法用量】口服，早、晚各1次，每次25mL，20日为1个疗程。

【自制方法】将药物浸入酒中泡10日即可服用。

雀菟酒

【药物配比】麻雀6只，菟丝子30g，当归150g，补骨脂150g，枸杞子150g，龙眼肉30g，糯米酒5L。

【功能主治】补肾壮阳，填精益智。适用于男子肾气虚亏、腰膝酸软、精液稀冷，及妇女阴冷、带下等症。

【用法用量】每日2次，每次20~30mL，温服。

【自制方法】将麻雀去毛及内脏，洗净，切去翼尖，沥干备用；当归切片，与其他各药以米酒润透，上锅隔水蒸30分钟，取出晾凉，盛入酒器中，密封浸泡20日，滤取上清酒液服用。

排卵酒

【药物配比】赤芍、白芍、鸡血藤、益母草、泽兰、苏木、刘寄奴、怀牛膝、生蒲黄、女贞子、覆盆子、菟丝子、枸杞子各10g，柴胡60g，米酒或黄酒1L。

【功能主治】补益肝肾，活血调经，促排卵。适用于女子因肝肾失养、气滞血瘀引起的卵巢机能不足之不孕症。

【用法用量】每日2次，每次20~30mL，温服。

【自制方法】上药共捣碎，装入纱布袋中，扎紧袋口，放入干净的瓦罐中，加入米酒或黄酒，置于阴凉干燥处，经常摇动，14日后即可饮用。

【宜忌】胃肠道有溃疡、出血者不宜服用；女子不擅饮酒或因其他病因不宜饮酒者，须改用汤剂治疗。

二仙加皮酒

【药物配比】淫羊藿120g，仙茅90g，五加皮90g，糯米酒（或低度白酒）2L。

【功能主治】补肝益肾，壮阳强身。主治男子性功能下降。

【用法用量】每次口服20~25mL，早、晚各1次。20日为1个疗程，间隔3~5日后可进行第2个疗程。

【自制方法】将上药捣碎后与糯米酒（或低度白酒）共浸泡，密封储存瓶内7日，每日摇动1~2次，前两日瓶温控制在50℃以上，7日后放低温处备用。

万灵至宝仙酒

【药物配比】淫羊藿150g，当归120g，列当（或肉苁蓉）、仙茅各60g，雄黄、黄柏、知母各30g，稻米面（炒熟）250g，白酒3.5L。

【功能主治】用于治疗男子阳痿、遗精、滑精，及女子月经不调、腹冷脐痛、不孕症等。

【用法用量】每日2次，每次饮药酒20~30mL，温服，服药丸30粒。

【自制方法】将上药切碎，同白酒装入瓶内，以桑柴悬瓶煮6小时，离火晾凉，再埋入土内3昼夜后取出，置于阴凉处7日，捞出药渣即成；将药渣晒干捣为细末，和入稻米面，加入适量清水摇为糊丸，如桐了大小，备用。

【宜忌】制药时勿入铁器；服药期间忌食牛肉。

戊戌酒

【药物配比】小黄狗1只，酒曲300g，糯米7.5kg。

【功能主治】补肾阳，温脾胃。适用于肾阳虚损之小腹冷痛、不孕、阳痿、腰膝冷痛等。

【用法用量】日服3次，每次服20mL。

【自制方法】先将小黄狗宰杀，去皮，除肠杂，洗净煮烂，连汁和酒曲、糯米一起如常法酿酒。

【宜忌】阴虚内热者忌服。

仙茅加皮酒

【药物配比】仙茅（用米泔水浸，去水，晒干）90g，淫羊藿（洗净）120g，五加皮（酒洗净）90g，醇酒1.5L。

【功能主治】适用于腰膝筋脉拘急、肌肤麻木、关节不利、阳痿、子宫寒冷不孕。

【用法用量】每日早、晚各饮20~30mL，甚效。

【自制方法】将上药碎细，用纱布包贮，悬于酒坛中，封口，浸7日即可饮用。

灵脾地黄酒

【药物配比】淫羊藿（一名仙灵脾）250g，熟地黄150g，醇酒1.5L。

【功能主治】适用于肾虚阳痿、宫冷不孕、腰膝无力、筋骨酸痛。

【用法用量】每日随量温饮之，常令有酒力相续，不得大醉。

【自制方法】将上药共碎细，纱布包贮，用酒浸于净器中，密封，勿通气，春夏3日、秋冬5日后方可开取饮用。

宜男酒

【药物配比】全当归、茯神、枸杞子、川牛膝、杜仲、龙眼肉、核桃肉、葡萄干各30g，白酒2.5L。

【功能主治】补肝肾，益精血。适用于肝肾亏虚、精血不足之月经不调、婚后不孕症。

【用法用量】日服2次，每次服10mL。

【自制方法】将上药共捣碎，置容器中，加入白酒，密封，隔水煮半小时，埋土中7日起出；或用米酒5L，不必煮，浸7日即可滤渣服之。

【宜忌】饮药期间忌房事或避孕。

板栗猪肾酒

【药物配比】板栗90g，猪肾1个，白酒1L。

【功能主治】补肾助阳，益脾胃。适用于阳痿、滑精、精神不振、不思饮食、体倦等。

【用法用量】日服2次，每次服10~20mL。

【自制方法】先将猪肾洗净，用花椒盐水腌去腥味，切成小碎块；板栗洗净拍碎，与猪肾同置容器中，加入白酒，密封，浸泡7日后去渣，即成。

冬茸补血酒

【药物配比】丹参30g，川芎、制首乌、甘草、茯神各120g，枸杞子、白豆蔻、五味子各90g，鹿茸60g，白术（焦）、莲子肉、远志、当归、生地黄、石菖蒲各150g，白糖250g，白酒2.5L。

【功能主治】补血益精，活血通络。适用于女子肾阳虚、精血不足、瘀血停滞所致经闭、崩漏、月经不调及不孕不育症。

【用法用量】日服3次，每次服15~30mL。

【自制方法】将前15味药捣碎，纳入纱布袋，置干净容器中，加入白酒和白糖，密封，隔水煮3小时，离火晾凉，埋土中3日去火毒，取出后再浸泡5日，过滤去渣即成。

金樱子酒

【药物配比】淫羊藿120g，金樱子50g，当归60g，巴戟天30g，菟丝子60g，补骨脂60g，小茴香30g，川芎30g，牛膝30g，肉桂30g，沉香15g，杜仲30g，白酒10L。

【功能主治】补肾壮阳，固精，养血，强筋骨。适用于腰膝无力、下元虚冷、行走无力、阳痿、遗泄等。

【用法用量】日服2次，每次服15~30mL。

【自制方法】以上前12味药加工捣碎，入纱布袋，置容器中，加入白酒，加盖后隔水煮约1小时，离火后密封，浸泡7日后去渣即成。

狗鞭壮阳补肾酒

【药物配比】狗鞭1根（鲜品、干品皆可），肉苁蓉70g，菟丝子50g，制附子30g，枸杞子75g，当归120g，熟地黄50g，醇酒2.5L。

【功能主治】补肾壮阳，补益精髓。用于治疗男子阳痿、遗精、阴囊湿冷、腰膝酸软、形体羸弱、不育等症。

【用法用量】每日1次，每次服20mL。

【自制方法】将上药装入器皿，加入醇酒，密封浸泡15日即可饮用。

【宜忌】本处方中的附子毒性较大，需要在用药时加工炮制。

三石酒

【药物配比】白石英150g，阳起石90g，磁石120g，白酒1.5L。

【功能主治】补肾气，疗虚损。适用于男子精神萎靡、少气无力、动则气喘、阳痿早泄及心悸失眠等症。

【用法用量】日服3次，每次温服20mL。

白石英

【自制方法】以上前3味药捣成碎粒，用水淘洗干净，纳入纱布袋，置容器中，加入白酒，密封，每日摇动数下，浸泡7日后去渣即成。

鹿药酒

【药物配比】鹿药60g，白酒500mL。

【功能主治】壮阳补肾，活血，祛风湿。适用于腰膝酸痛、阳痿、头痛、风湿痛、跌打损伤、月经不调等。

【用法用量】日服2次，每次服10~20mL。

【自制方法】上药洗净切碎，置容器中，加入白酒，密封，浸泡7日后去渣即成。

参杞酒

【药物配比】枸杞子汁100mL，地黄汁100mL，麦门冬汁60mL，杏仁30g，白茯苓30g，人参20g，白酒1.5L。

【功能主治】滋养肝肾，补血益精。适用于肝肾精亏之阳痿、耳聋目昏、面色无华等。

【用法用量】每日2次，每次服10mL，温服。

【自制方法】以上后3味捣碎，置容器中，加入药汁和白酒，密封，浸泡7日后过滤即成。

仙茅酒

【药物配比】仙茅60g，白酒500mL。

【功能主治】补肾阳，壮筋骨，除寒湿。适用于阳痿精冷、小便失禁、心腹冷痛、腰脚冷痹等。

【用法用量】日服2次，每次服10~15mL。

【自制方法】上药加工使碎，置容器中，加入白酒，密封，浸泡7日，每日振摇1次，滤渣即成。

五子酒

【药物配比】覆盆子12g，菟丝子12g，金樱子12g，楮实子12g，枸杞子12g，桑螵蛸12g，白酒500mL。

【功能主治】补肝肾，益精髓，固精，缩尿，明目。适用于腰膝冷痛、阳痿、滑精、小便频数、视物模糊，及女子白带过多等。

【用法用量】日服2次，每次服15mL。

【自制方法】以上前6味药加工使碎，纳入纱布袋，置容器中，加入白酒，密封，浸泡14日，每日振摇1次，开封后去药袋即成。

仙茅龙眼酒

【药物配比】仙茅12g，淫羊藿30g，五加皮12g，龙眼肉12g，白酒900mL。

【功能主治】补肾壮阳。适用于肾阳虚损之阳痿。

【用法用量】日服2次，每次服30mL。

【自制方法】以上前4味药捣碎，置容器中，加入白酒，密封，浸泡21日后过滤，即成。

巴戟淫羊藿酒

【药物配比】巴戟天100g，淫羊藿100g，白酒600mL。

【功能主治】壮阳祛风。适用于神经衰弱、性功能减退、风湿疼痛、肢体瘫痪、末梢神经炎等。

【用法用量】日服2次，每次服20mL。

【自制方法】以上前2味药切碎，置容器中，加入白酒，密封，浸泡7日即成。

木天蓼酒

【药物配比】木天蓼50g，黑豆100g，30度米酒750mL。

【功能主治】补虚益气。适用于疲乏无力、身体虚弱、性功能减退等。

【用法用量】日服2次，每次服20mL。

【自制方法】以上前2味药置容器中，加入米酒，密封，浸泡15日后即成。

楮实子酒

【药物配比】楮实子（微炒）50g，制附子30g，川牛膝30g，巴戟天30g，石斛30g，红枣30g，炮姜15g，肉桂15g，鹿茸5g，白酒1L。

【功能主治】温肾助阳。适用于肾阳虚损之阳痿滑泄、脾胃虚寒、面色无华等。

【用法用量】空腹温服，日服2次，每次服10mL。

【自制方法】以上前9味药共捣细碎，纳入纱布袋，置容器中，加入白酒，密封，浸泡10日后去药袋即成。

【宜忌】本品处方中的附子毒性较大，需要在用药时加工炮制。

白人参酒

【药物配比】白人参30g，白酒500mL。

【功能主治】大补元气，补脾益肺，生津固脱，安神益智。适用于久病气虚、食欲不振、自汗乏力、津伤口渴、神经衰弱、疲倦心悸、阳痿等症。

【用法用量】日服2次，每次服10mL。

【自制方法】上药切片，置容器中，加入白酒浸泡7日，每日振摇1次，即成。

补精益老酒

【药物配比】熟地黄48g，全当归60g，川芎18g，甘草12g，淫羊藿12g，金樱子12g，金石斛36g，杜仲18g，白茯苓18g，白酒600mL。

【功能主治】补虚损，益精血。适用于虚劳损伤、精血不足之形体消瘦、面色苍老、食欲不振、肾虚阳痿、腰膝酸痛等。

【用法用量】日服2次，每次服10mL。

【自制方法】以上前9味药研碎，纳入纱布袋，置容器中，加入白酒，密封，浸泡14日后去渣，即成。

海马酒

【药物配比】海马2只，白酒500mL。

【功能主治】补肾壮阳。适用于阳痿、腰膝酸痛等症。

【用法用量】日服2次，每次服20mL。凡阴虚火旺者忌服。

【自制方法】以上前1味药置容器中，加入白酒，密封，浸泡14日即成。

状元补身酒

【药物配比】生地黄、枸杞子、肉苁蓉各80g，山茱萸、山药、菟丝子、女贞子、川续断（盐炒）各40g，狗脊10g，白芍20g，蔗糖500g，30度白酒5L。

【功能主治】养阴助阳，益肾填精。适用于男子肾精不足之遗精、阳痿、早泄，女子白带、月经量少等症。

【用法用量】每日2次，每次服15mL。

【自制方法】将前10味捣碎，置容器中，加入白酒和蔗糖，密封浸泡7日，过滤去渣即成。

红参海马酒

【药物配比】红参30g，海马15g，鹿茸9g，海狗肾（炙）1对，淫羊藿30g，菟丝子30g，肉苁蓉30g，韭子60g，白酒1L。

【功能主治】补肾壮阳。适用于阳痿不举、腰膝酸软、精神倦怠等。

【用法用量】每晚睡前服1次，每次服30mL。

【自制方法】以上前8味药置容器中，加入白酒，密封，浸泡14日即成。

枸杞菊花酒

【药物配比】枸杞子500g，甘菊花20g，麦门冬100g，红曲250g，糯米7.5kg。

【功能主治】适用于虚劳精损、阳痿遗精、肾虚消渴、腰背疼痛、足膝酸软、头晕眼暗、视物模糊、迎风流泪、肺燥咳嗽等症。

【用法用量】每日早、晚各1次，每次饭前饮30~50mL。

【自制方法】将上药煮烂，连汁和曲、米如常法酿酒，酒熟后压去糟，收贮备用。

黄芪杜仲酒

【药物配比】黄芪30g，萆薢、防风各45g，牛膝50g，桂心30g，石斛60g，杜仲45g，肉苁蓉（去皮炙干）60g，制附子、山萸肉、石楠、白茯苓各30g，白酒2L。

【功能主治】适用于肾阳虚损之气怯神疲、腰膝冷痛、阳痿滑精等症。

【用法用量】每日临睡前饮1小杯（约30mL）。

【自制方法】将上药磨为粗末，以纱布袋盛，用白酒浸于瓷瓶中，密封瓶口，3日后开封去渣。

【宜忌】本品处方中的附子毒性较大，需要在用药时加工炮制。

蛤蚧酒

【药物配比】蛤蚧1对，白酒1L。

【功能主治】适用于肾虚腰痛、阳痿等症。

【用法用量】每次饮30mL，每日1次。

【自制方法】将蛤蚧去头、足、鳞，切成小块，浸于酒中，封固2个月即成。

楮实助阳酒

【药物配比】楮实子（微炒）50g，制附子、川牛膝、巴戟天、石斛、大枣各30g，炮姜、肉桂（去粗皮）各15g，鹿茸（涂酥炙去毛）5g，醇酒1L。

【功能主治】温肾助阳。适用于肾阳虚损之阳痿滑泄、脾胃虚寒、面色无华等症。

【用法用量】每日早、晚各1次，每次空腹温饮10mL。

【自制方法】将上药共捣细碎，用纱布包贮，置于净器中，注酒浸之，封口，置阴凉处，每日摇动数下，8日后取出药袋即成。

【宜忌】本品处方中的附子毒性较大，需要在用药时加工炮制。

虫草酒

【药物配比】冬虫夏草20g，白酒1L。

【功能主治】滋肺益肾，止咳化痰。适用于阳痿、遗精、劳嗽痰血、盗汗、肺结核、年老衰弱之慢性咳喘、病后久虚不复等，久服效佳。

【用法用量】每日1次，每次服10~15mL。

【自制方法】取冬虫夏草研碎，浸入白酒中，封盖瓶口，每日摇晃1~2次，15日后取服。

一醉不老丹酒

【药物配比】莲蕊、生地黄、熟地黄、槐角、五加皮各90g，没食子6枚，大麦60g，蜂蜜50g，薄荷10g，白酒5L。

【功能主治】滋肾阴，益精血，祛风湿，涩肾精，乌须发。适用于精血不足、肾精不固之滑泄遗精、须发早白、腰膝无力等症。

【用法用量】每日2次，每次10~15mL，将酒温热空腹服用；饭后服用药丸1~2丸。

【自制方法】将前6味药捣碎，纳入纱布袋，置容器中，加入白酒，密封，浸泡10~13日后取出药袋，滤过即成。药渣晒干研细末，和入大麦炒匀，炼蜜为丸，每丸重9g，以坛贮存，每放一层药，撒入一层薄荷细末。

【宜忌】方中槐角有一定毒性，饮用此酒时，剂量不宜过大。

淋证、便秘、溺精

眼子菜酒

【药物配比】眼子菜60g，白酒1L。

【功效主治】清热解毒，渗湿利水。适用于热淋。

【用法用量】日服2次，每次服15~30mL。

【自制方法】将上药洗净切碎，放入砂锅中，加水450mL，煎至减半，去渣，加入白酒煮沸即成。

鸡眼草酒

【药物配比】鸡眼草30g，白酒500mL。

【功能主治】清热解毒，健脾利湿。适用于热淋。

【用法用量】日服2次，每次服20~40mL。

【自制方法】将上药洗净切碎，放入砂锅中，加入适量水和白酒，煎沸后，改用文火煎取500mL，去渣即成。

猪脂酒

【药物配比】猪脂如半个鸡蛋大，酒200mL。

【功能主治】用于治疗大小便不通。

【用法用量】食前温服，未通再服。

【自制方法】取猪脂碎切，将酒微煮沸，投入猪脂，再煎一二沸，分为2次服用。

柘桑白皮酒

【药物配比】柘木白皮30g，桑白皮（切）30g，酒500mL。

【功能主治】用于治疗虚劳尿精。

【用法用量】日服1剂，分3次服完。

【自制方法】以上2味药切碎，以酒500mL，煮取300mL即成。

地榆木通酒

【药物配比】生地榆、白茅根各50g，木通、车前子各30g，低度白酒500mL。

【功能主治】凉血清热，利尿通淋。适用于热淋、血淋，兼治血尿。

【用法用量】日服3次，每次服15~30mL。

【自制方法】将前4味细碎，置容器中，加入白酒，密封，隔水煮30分钟，离火浸泡1~2宿，过滤去渣即成。

【宜忌】服药期间忌食油腻、油炸及辛辣之物。

三黄酒

【药物配比】黄芩、黄柏、大黄各30g，川厚朴50g，甘草10g，白糖150g，低度白酒500mL。

【功能主治】清热泻火，理气通便。适用于热结便秘。

【用法用量】每次空腹服20~30mL，日服2次。

【自制方法】将前5味药切成薄片，置容器中，加入白酒，密封，浸泡7日后过滤去渣，加入白糖溶化即成。

【宜忌】虚秘、寒秘忌服。

桃白酒

【药物配比】阴干桃花250g，白芷30g，50度白酒1L。

【功能主治】通便。用于治疗大便干结、便秘。

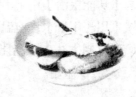

白芷

【用法用量】日服14~18mL。儿童酌减。

【自制方法】上药加酒密封1个月，每5日摇动2次。

地黄羊脂酒

【药物配比】地黄汁70mL，生姜汁50mL，羊脂150g，白蜜

750g，糯米酒1L。

【功能主治】补脾益气，滋阴生津，润燥通便。适用于肠燥便秘、虚劳形瘦、烦热口渴、阴虚干咳等症。

【用法用量】日服3次，每次服20~30mL。

【自制方法】将糯米酒倒入坛中，置文火上煮沸，边煮边徐徐下入羊脂，化尽后再加入地黄汁、生姜汁，搅匀，煮十数沸后离火待冷。再将白蜜炼熟后倒入酒内搅匀，密封，置阴凉处，浸泡3日后开封即成。

【宜忌】凡腹痛、便溏及阳虚怕冷者忌服。

松子酒

【药物配比】松子仁70g，黄酒500mL。

【功能主治】补气血，润五脏，止渴，滑肠。适用于病后体虚、口渴便秘、羸瘦少气、头晕目眩、咳嗽痰少、皮肤干燥、心悸、盗汗等症。

【用法用量】日服3次，每次服20~30mL。

【自制方法】先将松子仁炒香，捣烂成泥，备用。再将黄酒倒入小坛内，放入松子仁泥，然后置文火上煮鱼眼沸，取下待冷，加盖密封，置阴凉处。经3昼夜后开封，用细纱布滤去渣，放入净瓶中备用。

【宜忌】凡大便溏泻、滑精及有湿痰者忌服。

火麻仁酒

【药物配比】火麻仁500g，米酒1L。

【功能主治】润肠通便。适用于老年人或妇女产后津伤血虚、大便干结。

【用法用量】日服2次，每次服30mL。

【自制方法】先将火麻仁研末，用米酒浸泡7日即成。

芝麻枸杞酒

【药物配比】芝麻300g，枸杞子500g，生地黄300g，火麻仁150g，糯米7.5kg，酒曲120g。

【功能主治】滋肝肾，补精髓，养血益气，调五脏。适用于大便燥结、虚羸黄瘦、食欲不振、腰膝酸软、遗精、视物模糊、须发早白等。

【用法用量】温饮，日服3次，适量饮，以勿醉为度。

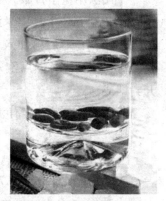

芝麻枸杞酒

【自制方法】先将酒曲研末；以上前4味加工使碎，置砂锅中，加水3L，煮至2L，取下候冷。糯米蒸熟，等冷后置容器中，加入上述药物和酒曲，拌匀，密封，置保温处酿酒14日，启封压去糟渣，即成。

六神酒

【药物配比】人参60g，白茯苓60g，麦门冬60g，杏仁80g，生地黄150g，枸杞子150g，白酒2.5L。

【功能主治】补精髓，益气血，健脾胃，悦颜色。适用于遗精、腰膝软弱、头昏神倦、便秘、面色无华等。

【用法用量】日服2次，每次服20mL。

【自制方法】先将麦门冬、生地黄、枸杞子加工使碎，加水2L煎成1L，取药汁与白酒混匀，置砂锅中煮至3L，待冷后置容器中，加入人参末、杏仁末和茯苓末，密封，浸泡7日，每日振摇1次，即成。

巴戟二子酒

【药物配比】巴戟天15g，菟丝子15g，覆盆子15g，米酒500mL。

【功能主治】补肾涩精。适用于精液异常、滑精、小便频数、腰膝冷痛等。

【用法用量】日服2次，每次服10mL。

【自制方法】以上前3味捣碎，置容器中，加入米酒，密封浸泡7日后过滤即成。

助阳益寿酒

【药物配比】公丁香150g，党参20g，熟地黄20g，枸杞子20g，沙苑子150g，淫羊藿150g，远志10g，广沉香60g，荔枝肉10个，白酒2L。

【功能主治】补肾壮阳，益肝养血，健脾和胃。适用于肾阳亏虚之勃起功能障碍、遗精、早泄。

【用法用量】每日2次，每次饮用20mL。

【自制方法】将上药加工使碎，用纱布袋装好，置于干净坛中，倒入白酒，加盖密封，置阴凉干燥处，经3昼夜后，稍打开口盖，置小火上煮数十沸，取下稍冷后加盖，再将药坛浸入冷水中去火毒，然后置干燥处，再经21日后开封，去掉药袋，即可取饮。

【宜忌】阴虚火旺者不宜服；服用期间禁服郁金。

壮元补身酒

【药物配比】地黄80g，山茱萸40g，山药40g，枸杞子80g，菟丝子40g，女贞子40g，肉苁蓉80g，续断（盐炒）40g，狗肾10g，白芍20g，30度白酒5L，蔗糖700g。

【功能主治】养阴助阳，益肾填精。适用于肾精不足之遗精、阳痿、早泄，以及妇女白带、月经量少等。

【用法用量】日服1~2次，每次服30~50mL。

【自制方法】以上前10味粉碎成粗粉，以纱布袋盛之，置入干净容器中，倒入白酒，再将蔗糖加入白酒中，用糖酒浸渍7日后滤过，即成。

百补酒

【药物配比】鹿角120g，知母40g，党参30g，山药（炒）24g，茯苓24g，黄芪（炙）24g，芡实24g，枸杞子24g，菟丝子24g，金樱子肉24g，熟地黄24g，牛膝18g，天冬24g，麦门冬12g，楮实子24g，黄柏12g，山茱萸（去核）6g，五味子6g，龙眼肉6g，白酒6L，蔗糖630g。

【功能主治】养血补血，固精。适用于血虚、血崩、遗精等。

【用法用量】日服2次，每次服10mL。

【自制方法】以上前19味药置容器中，用白酒分2次浸泡，第1次加入白酒3L浸泡30日，第2次再加入白酒3L浸泡15日，倾取上清液，滤过；另将蔗糖制成单糖浆，待温，缓缓加入上述滤液中，搅匀，静置滤过即成。

肿　胀

双地丹参酒

【药物配比】生地黄120g，杉木节50g，牛蒡根（去皮）120g，丹参30g，牛膝50g，火麻仁60g，防风20g，独活、地骨皮各30g，醇酒5L。

【功能主治】用于治疗足胫虚肿，烦热疼痛，行步困难。

【用法用量】每日早、晚各1次，于饭前饮，每次服20~30mL。

【自制方法】将上药共捣碎细，以纱布袋贮之，置净器中，加入白酒，密封7日后开取，去渣贮存即可。

桃皮酒

【药物配比】桃皮（取黄皮）1.5kg，麦曲、秫米各750g。

【功能主治】利小便。适用于四肢水肿。

【用法用量】每次服50~100mL，每日3次。

【自制方法】以桃皮煮水，取汁2L，其中1L渍曲，1L煮秫米，再如常法酿酒，酒熟后滤渣取汁，备用。

雄鸭酒

【药物配比】雄鸭（绿头雄者，去毛去杂候用）1只，南苍术150g，防风50g，荆芥25g，砂仁15g，广木香15g，薏苡仁150g，无灰酒1L，白酒100mL。

【功能主治】用于治疗肿胀。

【用法用量】热服，分8~9次服完，以矢气为验。

【自制方法】上药共碾为细末，以白酒拌之，填入鸭腹内，以线缝之，纳入瓷瓶，以无灰陈酒浸之，封口，入锅煮1小时，滤去药渣，即成。

【宜忌】百日内忌一切盐味、气恼、生冷。

皂荚乌饧酒

【药物配比】皂荚（去皮子，焙熟）150g，乌饧250g，白酒400mL。

【功能主治】用于治疗水肿。

【用法用量】1次服完。

【自制方法】上药以酒煮6沸，晾温，绞去药渣即成。

【宜忌】1年内忌一切肉食、面食、生冷及咸醋食物。

海藻赤苓酒

【药物配比】海藻（洗去咸渍）、赤茯苓（去黑皮）、陈皮（去叉）、独活（去芦头）、附子（炮裂，去皮脐）、白术各150g，鬼箭羽（去茎用羽）、当归

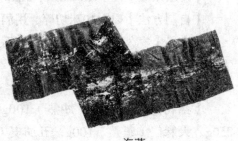

海藻

（切焙）各100g，大黄（捣碎，醋炒）200g，白酒4L。

【功能主治】用于治疗气肿行走无定，或起如蚌，或大如杯，或位于腹背，或位于臀脚。

【用法用量】初次服50mL，空腹服，中午及临睡各1次。若大便次数增加即减，不增加，即加量至100mL，以有效为准。

【自制方法】上9味，捣细如麻子，用纱布袋贮，用酒浸药，春夏浸5日，秋冬浸7日。

【宜忌】本品处方中的附子毒性较大，需要在用药时加工炮制。

术苓酒

【药物配比】白术1kg，茯苓500g，酒曲500g，糯米5kg。

【功能主治】用于治疗食少腹胀、小便不利、水肿等症。

【用法用量】每日3次，每次空腹饮100mL。

【自制方法】将上2味药去皮捣碎，以水5L渍数日，露1夜，取汁和糯米同煮饭，晾凉后加入酒曲酿酒。

丹参箭羽酒

【药物配比】丹参、鬼箭羽、白术、独活各250g，秦艽、猪苓各150g，知母、海藻、茯苓、桂心各100g，醇酒6L。

【功能主治】除风湿，利小便，消水肿。主治水肿腹大、四肢细、腹坚如石，小劳苦则是胫肿，小饮食便气急。

【用法用量】初次服50mL，日服3次，根据酒量渐渐增加。

【自制方法】以上10味切碎，用酒浸5日，即可取饮。

【宜忌】岁久服之乃可收效，瘥后可长服之。

黑豆花蛇酒

【药物配比】黑豆（炒熟）100g，白花蛇（酒浸，炙微黄）250g，火麻仁（蒸熟）100g，五加皮（剉）150g，苍耳子（酥炒微黄）150g，牛蒡子（酥炒微黄）50g，白酒5L。

【功能主治】风肿不问冷热并效。

【用法用量】饭前温服50mL，早、晚各1次。

【自制方法】上药捣碎，以纱布袋盛，装入瓷瓶中，加入白酒，封口，浸经7日，即可开瓶取饮。

大豆消肿酒

【药物配比】大豆100g，杏仁（去皮尖，熬）100g，黄芪100g，防风100g，白术250g，防己200g，茯苓200g，麻黄（去节）200g，甘草（炙）200g，生姜300g，清酒1L。

【功能主治】用于治疗举身肿满、短气欲绝。

【用法用量】分7次服，1日1夜服尽，当下小便极利。

【自制方法】以上10味药细碎，用水600mL，先煮豆取200mL，去滓，加入酒及药煮取1L。

【宜忌】忌醋、海藻、菘菜、桃、李、雀肉等。

五加姜桂酒

【药物配比】五加皮50g，花椒根皮100g，丹参、橘皮各50g，地骨皮、干姜、白术各40g，生地黄、川芎、附子各25g，桂心、桔梗各20g，大枣50枚，甘草15g，白酒4L。

【功能主治】用于治疗虚胀、胁痛肩息时有发作。

【用法用量】日服2次，每次适量。

【自制方法】以上14味药，切细，用酒浸渍7日即成。

【宜忌】本品处方中的附子毒性较大，需要在用药时加工炮制。

小芥子酒

【药物配比】小芥子1kg，白酒5L。

【功能主治】用于治疗心腹胀满及鼓胀。

【用法用量】空腹温服，每次100mL，每日2次，逐渐加大量。

【自制方法】上药捣末，以纱布袋盛，酒浸之7日即成。

白杨枝酒

【药物配比】白杨东南枝1kg，白酒5L。

【功能主治】用于治疗腹胀满坚如石、积年不损者。

【用法用量】每服100mL，每日服3次。

【自制方法】白杨枝去老皮，切细，入砂锅内煎熬，令色黄，趁热以酒1L淋之，待温，以纱布袋盛滓，置干净容器中，加入煎酒汁及剩余白酒，密封2昼夜即成。

解 毒

天仙藤酒

【药物配比】天仙藤（生切）500g，白酒500mL。

【功能主治】解各种药物中毒。

【用法用量】日服1次，分3日服尽。

【自制方法】用水2L和酒500mL，煮取2L。

二藤酒

【药物配比】天仙藤、黄藤各250g，白酒3L。

【功能主治】解腹内诸毒。

【用法用量】随量温饮，令常有酒色。

【自制方法】以上2味药切细，与酒都入净罐中密封，用文火围四边，烧至令沸，伺温出之。

关节疼痛

抗风湿酒

【药物配比】五加皮20g，麻黄20g，川乌（制）20g，乌梅30g，草乌（制）20g，甘草20g，木瓜20g，红花20g，白酒（60度）1L。

【功能主治】舒筋活血，祛风除湿。用于治疗风湿性关节炎。

【用法用量】口服，每次5~10mL，每日3次。

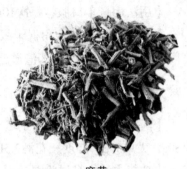

麻黄

【自制方法】上药浸于白酒中，10日后过滤，滤液静置24小时，再次过滤备用。

【宜忌】本品处方中的川乌、草乌毒性较大，需要在用药时加工炮制。

半枫荷酒

【药物配比】半枫荷、阴香皮、千斤拔、当归、五加皮、制首乌各150g，橘红皮、熟川乌、牛膝各100g，糖波酒5L。

【功能主治】祛风湿，强筋骨，止疼痛。主治腰腿痛、腰肌劳损、腰膝关节扭伤、挫伤、腰腿关节风湿、类风湿性脊椎炎等。

【用法用量】饮服。每次15mL，每日早、晚各1次。

【自制方法】将上药洗净，切片，放置于有盖的陶瓷瓶内，加50度~60度糖波酒（用甘蔗酿的酒），密盖浸渍2~3周（夏季可以减少几日，冬季可稍增加几日），取出浸液滤清即得。

【宜忌】本品处方中的川乌毒性较大，需要在用药时加工炮制。

八角枫根酒

【药物配比】八角枫根500g，白酒1.5L。

【功能主治】祛风除湿，舒筋活络。用于治疗慢性风湿性关节炎。

【用法用量】口服，每次10mL，每日2~3次。

【自制方法】取八角枫干根洗净切细，放入白酒中浸泡20日，密闭，隔日搅拌1次，去药渣过滤，取其上清药液即得。

九层风酒

【药物配比】川牛膝（别名"九层风"）45g，红鱼眼45g，三根风30g，大风30g，55度三花酒2.5L。

【功能主治】祛风除湿。用于治疗风湿性关节炎。

【用法用量】若病人能饮酒又无禁忌证，则内服药酒，每次20mL，每日2次，2L为1个疗程。若病人不能饮酒，或有一定禁忌证（如肝炎、消化道疾患、高血压等），则采用水煎剂，剂量为每剂浸酒量的1/4，分早、晚2次服，总剂量不变。

【自制方法】取上药以55度三花酒浸渍15日后，取上层澄清药液备用。

长宁风湿酒

【药物配比】蝮蛇、眼镜蛇、赤链蛇各500g，当归120g，土茯苓90g，生地黄120g，防风60g，威灵仙90g，防己60g，红花60g，木瓜30g，60度高粱酒4.5L。

【功能主治】祛风湿，通经络，除痹止痛。适用于类风湿性关节炎及其他性质的关节炎。

【用法用量】每次服10~15mL，每日3次。

【自制方法】蝮蛇、眼镜蛇、赤链蛇均需用活蛇，分别浸酒1L，3周后滤取酒液，等量混合成为"三蛇酒"。余药用酒1.5L浸泡3周，然后取用滤液。药渣再加水1.5L煎煮，过滤取药汁去渣。将药酒、药汁、三蛇酒三者等量混合即成。

丹参术柏酒

【药物配比】苍术、黄柏、丹参、延胡索、路路通、白茯苓各30g，蚕沙、白芍、桑枝各24g，木瓜、槟榔各20g，川牛膝12g，五灵脂18g，升麻、甘草各6g，松节5g，白酒1.5L。

【功能主治】散风通络，舒筋活血。用于治疗风湿性关节炎。

【用法用量】日服3次，每次服15~30mL。

【自制方法】将前16味捣为粗粉，纳入纱布袋，置容器中，加入白酒，密封，浸泡7~10日后过滤去渣，即成。

伸筋草酒

【药物配比】伸筋草150g，白酒1.5L。

【功能主治】散寒除湿，舒筋通络。适用于风湿痹痛、关节疼痛、肌肤麻木等症。

【用法用量】每日2次，每次服15~20mL。

【自制方法】将上药捣碎，浸泡于白酒中，封口，置阴凉处，每日摇晃1~2次，7日后过滤即成。

风湿酒（一）

【药物配比】狗脊250g，威灵仙150g，忍冬藤250g，紫花前胡150g，当归100g，白酒5L，白糖1.5kg。

【功能主治】祛风湿，止痹痛。用于治疗风湿痹痛、腰膝疼痛、四肢麻木、关节炎。

【用法用量】口服，每次15~30mL，每日3次。

【自制方法】将上前5味药共捣碎，纳入纱布袋，置于干净容器中，加入白酒和白糖，封口，置阴凉处，15日后取出药袋，即成。

【宜忌】高血压及心脏病患者忌服。

风湿酒（二）

【药物配比】大血藤300g，制川乌90g，制草乌90g，红花90g，乌梅90g，金银花150g，甘草150g，白酒5L。

【功能主治】散风通络，舒筋活血。用于治疗风湿性关节炎。

【用法用量】口服，每次5~10mL，每日2~3次，7日为1个疗程。

【自制方法】各药加工处理后，合装瓶内，白酒稍加温后倒入瓶中，搅拌均匀后密封，浸7日后滤出药酒。

【宜忌】本品处方中的川乌、草乌毒性较大，需要在用药时加工炮制。

风湿骨痛酒（一）

【药物配比】络石藤、海风藤、鸡血藤、桑寄生各450g，木瓜30g，五加皮150g，白酒1.5L。

【功能主治】祛湿，舒筋，通络。适用于风湿性关节炎及关节疼痛等症。

【用法用量】每日1~2次，每次服15~25mL。

【自制方法】将上药切成薄片，装入纱布袋，扎紧口，放入坛中，倒入白酒，加盖密封，置于阴凉处，21日后开封，去药袋，取澄清药液服之。

风湿骨痛酒（二）

【药物配比】飞龙掌血100g，大血藤100g，狗脊100g，虎杖100g，七叶莲100g，芦子100g，八角枫100g，白酒2L。

【功能主治】祛风除湿，活血通络。用于治疗风湿性关节炎。

【用法用量】口服，每次10mL，每日3次。

【自制方法】将上药切碎，加酒浸泡1个月，过滤，置避光容器内，密封保存。

【宜忌】孕妇忌服。

玉藤风湿酒

【药物配比】飞龙掌血50g，黑骨头50g，玉葡萄根50g，四块瓦

50g，虎杖50g，杜仲50g，大血藤50g，大发汗50g，吹风散50g，白酒（50度）5L。

【功能主治】舒经活血，祛风除湿。用于治疗风湿性关节炎。

【用法用量】口服，每次10~20mL，每日早、晚各1次。

【自制方法】取上药，洗净，切片，干燥，用白酒2.5L浸泡，淹过药面，第一周内每日搅拌1次，浸泡2周，滤过。再加入白酒2.5L如前法浸泡取汁，合并二次滤液约得4L。

关节炎酒

【药物配比】川乌6g，枸杞子9g，红花6g，杜仲9g，草乌6g，当归6g，木瓜6g，乌蛇9g，牛膝9g，党参6g，60度白酒500mL。

【功能主治】活血祛风，强筋壮骨。用于治疗风湿性关节炎。

【用法用量】口服，每次10mL，每日2次。

【自制方法】取上药以白酒浸泡1周即得。

【宜忌】本品处方中的川乌、草乌毒性较大，需要在用药时加工炮制。

爬山虎药酒

【药物配比】鲜爬山虎叶350g，活雄螃蟹2个，活土鳖虫4个，白酒1.5L。

【功能主治】活血祛湿。用于治疗风湿性关节炎。

【用法用量】每日早、晚各服30mL。

【自制方法】将鲜爬山虎叶洗净，切碎，与螃蟹、土鳖虫一起放入白酒内浸泡7日。

【宜忌】孕妇忌服。

松节酒

【药物配比】松节500g，糯米（炒熟）5kg，酒曲（捣碎）250g。

【功能主治】用于治疗百节风虚、脚痹疼痛、风湿性关节炎。

【用法用量】温服，每次服50mL，每日3次。

【自制方法】将松节粗碎，以水5kg，煮取汁，去渣取2kg与糯水、酒曲拌和放入瓮中，密封21日，开取。

狗骨龟板酒

【药物配比】狗骨（或牛骨、羊骨，油炙酥）12g，龟板（炙酥）15g，薏苡仁（麸炒）12g，木瓜15g，淫羊藿（羊脂炒）12g，牛膝9g，草薢12g，60~65度白酒3L。

【功能主治】用于治疗寒湿型、肝肾二虚型类风湿性关节炎。

【用法用量】温服，每次服1~2调羹，每日2次。

【自制方法】将上药切碎，入酒中密封浸泡1个月即成。

【宜忌】孕妇及阴虚湿热者忌用。

参茸木瓜药酒

【药物配比】麻黄、当归、防风、槲寄生、续断、老鹳草各50g，人参（去芦）、木瓜、地龙、狗脊（烫）、苍术（炒）、桂枝、独活、五加皮、牛膝、川乌（制）、草乌（制）、红花、羌活、威灵仙各40g，清风藤、桃仁、乌梢蛇、川芎、甘草、海风藤、白芷、秦艽、赤芍各30g，细辛20g，鹿茸（去毛）10g，白糖500g，50度白酒10L。

【功能主治】散风祛寒，舒筋活血。用于治疗腰腿酸痛、肢体麻木之风湿性关节炎。

【用法用量】温服，每次10~15mL，每日2~3次。

【自制方法】将前31味药捣碎，装入纱布袋，扎紧口，放入坛中，倒入白酒，加入白糖，加盖密封，置于阴凉处，21日后开封，去药袋，取澄清药液服之。

【宜忌】本品处方中的川乌、草乌、细辛毒性较大，需要在用药时加工炮制。孕妇忌服。

参蛇浸酒

【药物配比】丹参50g　白花蛇10~25g，白酒（62度）1.25L。

【功能主治】祛风，活络，通瘀。主治游走性关节疼痛。

【用法用量】口服，每日临睡前服10~20mL。

【自制方法】将蛇剪碎，同丹参浸于62度白酒中，浸泡7日后即可。

【宜忌】若服数日后关节疼痛加重者，则不宜服此药酒。

活血龙药酒

【药物配比】虎杖根500g，金雀根500g，白酒1L，糖精1g。

【功能主治】清热利湿，散瘀活血。用于治疗关节疼痛及风湿性关节炎。

【用法用量】口服，每次10mL，每日3次。

【自制方法】上药洗净切成薄片，干燥，置锅内加水浸没药材，煮沸1小时，经常翻动搅拌，过滤。再如上法煎煮1次，将2次滤液合并，置文火上蒸发浓缩，至200mL左右。稍冷，加入白酒700mL，搅拌均匀，不使药液结成黏块。冷后倾出，置清洁干燥的玻璃瓶中，静置1夜，滤去沉淀，再加入剩余白酒，加入糖精1g（用少量开水溶解）。搅拌，转入清洁干燥的棕色玻璃瓶内，密封储存于阴凉处。

土蜂酒

【药物配比】新鲜土蜂100g，白酒1L。

【功能主治】祛风除湿。用于治疗急性风湿病、风湿性关节炎。

【用法用量】口服，每次15~25mL，每日2次。

【自制方法】将土蜂装入干净容器中，倒入白酒，密封浸泡15日，过滤即得。

【宜忌】服后偶有皮肤瘙痒，次日可自行消失。

海风藤药酒

【药物配比】海风藤125g，追地风125g，白酒（40~60度）1.5L。

【功能主治】祛风利湿，通络止痛。适用于风湿性关节炎，亦可用于支气管哮喘、支气管炎。

【用法用量】口服，每次10mL，每日2次，早，晚空腹服，服时不可加温，否则失效。

【自制方法】用浸渍法，制取1L药液即可。

【宜忌】心脏病患者及孕妇忌服；感冒及月经期暂停服用。

蛇虫酒

【药物配比】白花蛇1条，蕲蛇30g或乌梢蛇30g（以上任选一种），蜈蚣3条，全蝎9g，僵蚕12g，蝼蛄虫9g，羌活30g，生、熟地黄各30g，忍冬藤30g，木防己15g，枸杞子12g，当归9g，牛膝9g，陈皮6g，甘草3g，大枣4枚，白酒2~2.5L。

【功能主治】适用于寒湿型类风湿性关节炎，肝肾不足型、寒热错杂型也可使用。

【用法用量】口服，每日1~3次，每次1~2调羹。

【自制方法】将上药放入坛中，倒入白酒，加盖密封，置于阴凉处，15日后开封，取澄清药液服之。

【宜忌】孕妇忌服。

筋骨疼痛酒

【药物配比】当归50g，木香40g，玉竹200g，黄芪75g，党参75g，重楼100g，虎杖96g，桂皮75g，枸杞子75g，秦艽50g，川乌（制）40g，草乌（制）40g，续断100g，肉桂50g，红花100g，白酒5L，砂糖250g。

【功能主治】祛风除湿，舒筋活血。用于治疗筋骨疼痛、四肢麻木之风湿性关节炎。

【用法用量】口服，每次10~15mL，每日3次。

【自制方法】将前15味药捣碎，装入纱布袋，扎紧口，放入坛中，倒入白酒，加入砂糖，加盖密封，置于阴凉处，15日后开封，去药袋即成。

【宜忌】孕妇及高血压患者忌服；按规定量服用，切忌多服。本品处方中的川乌、草乌毒性较大，需要在用药时加工炮制。

薏苡仁醪

【药物配比】生薏苡仁100g，糯米500g，酒曲100g。

【功能主治】健脾胃，祛风湿，强筋骨。用于治疗风湿性关节炎。

【用法用量】每日随量佐餐食用。

【自制方法】生薏苡仁加水适量煮成稠粥，再将糯米烧煮成干饭，将两者拌匀，待冷。加入酒曲，发酵成酒酿即可。

【宜忌】孕妇忌服。

丝瓜络酒

【药物配比】丝瓜络150g，白酒500mL。

【功能主治】用于治疗关节疼痛。

【用法用量】每次30mL，每日饮服2次。

【自制方法】上药入酒浸泡7日，去渣即成。

雪莲药酒

【药物配比】雪莲花500g，木瓜50g，独活35g，秦艽25g，桑寄生50g，杜仲40g，当归40g，党参50g，黄芪40g，鹿茸15g，巴戟天25g，补骨脂25g，香附20g，黄柏20g，芡实50g，五味子15g，白酒3L，冰糖300g。

【功能主治】祛风湿，养精血，补肾强身。适用于肾虚、气血不足、风湿侵袭所致关节筋骨疼痛，以及腰部疼痛、倦怠无力、眼暗耳鸣等症。

【用法用量】口服，每次15~20mL，每日2次。

【自制方法】上药粉碎成粗末，置于容器内，加入白酒，密闭浸泡25~30日，然后取渣榨净弃之，取澄清酒液，加入冰糖溶化，过滤后即可。

【宜忌】孕妇忌服。

【按】该酒重用雪莲花。现代药理学证明，雪莲乙醇提取物具有抗炎镇痛作用。

当归松叶酒

【药物配比】新鲜松叶（切碎，洗净，沥干）1kg，当归150g，清酒2.5L。

【功能主治】用于治疗关节疼痛，肢体不遂。

【用法用量】每日3次，随量饮服。

【自制方法】以上药放入净器中，用清酒浸4周后开封即成。

列节浸酒

【药物配比】列节100g，防风（去芦头）50g，茵芋50g，黄芪100g，羌活100g，桂心100g，海桐皮100g，牛胫骨（涂酥，炙微黄）100g，牛膝（去苗）100g，附子（炮裂，去皮及脐）100g，生地黄50g，当归50g，枸杞子50g，白芷50g，败龟板（涂酥，炙微黄）50g，黑豆50g（炒熟），五加皮50g，酸枣仁50g，白酒7.5L。

【功能主治】用于治疗骨节疼痛，行立不住。

【用法用量】每日中午及夜卧时，空腹温饮30mL，其酒随饮随添。

【自制方法】上药细碎和匀，用纱布袋盛，用白酒浸泡，密封瓶口，浸7日后开取。

【宜忌】忌生冷，及猪、鸡、牛、马肉。本品处方中的附子毒性较大，需要在用药时加工炮制。

松节祛风酒

【药物配比】当归、熟地黄、松节、列节、牛膝各50g，无灰酒2L。

【功能主治】用于治疗历节风。

【用法用量】每日3次,适量饮用。

【自制方法】上药研成粗末,用纱布袋盛之,用无灰酒浸3日即成。

大黄芪酒

【药物配比】黄芪、桂心、巴戟天、石斛、泽泻、茯苓、柏子仁、干姜、川椒各150g,防风、独活、人参各100g,天雄、芍药、附子、川乌、茵芋、瓜蒌根、山茱萸、半夏、细辛、白术、黄芩各50g,清酒5L。

【功能主治】治肉极,脾风,体重怠惰,四肢不欲举,关节疼痛,不嗜饮食等。

【用法用量】初服100mL,逐渐增加至200mL,微醉为度,1日2次。

【自制方法】将以上23味细碎,以纱布袋贮,清酒渍之,秋冬浸7日,春夏浸3日。

【宜忌】本品处方中的附子、细辛、川乌毒性较大,需要在用药时加工炮制。

狗骨胶酒

【药物配比】狗骨胶100g,穿山龙150g,南酒330mL,白酒(65度)670mL。

【功能主治】散寒镇痛,活血祛风,强筋壮骨。用于治疗风湿性关节炎、类风湿性关节炎。

【用法用量】口服,每次20~30mL,每日3次。

【自制方法】取穿山龙粉碎为粗粉,白酒浸渍72小时后开始渗漉,收集漉液约600mL;另将狗骨胶溶于南酒中,与穿山龙渗漉液合并,搅匀,室温静置,过滤即得。

【宜忌】急性充血、炎症患者禁用。肺心病、肺结核、孕妇、胃切除、有溶血病史者慎用。

[附]狗骨胶的制备

配方：生狗骨1kg，冰糖14g，豆油3g，南酒2g，白矾5g。

制备：取生狗骨破碎成3寸长，用水浸洗2~3日，置锅中分次水煎至胶尽，合并煎液，加白矾少许静置，取上清液浓缩，再依次加冰糖、豆油、南酒，搅匀后移入凝胶箱，凝固后，切成胶片或胶丁。

白蛇草乌酒

【药物配比】白花蛇10g，制川乌、草乌各10g，羌活、独活各10g，秦艽12g，川芎10g，防风10g，细辛10g，麻黄10g，香附10g，延胡索10g，制乳香、没药各10g，梧桐花6g，鲜生姜10g，薏苡仁12g，55度白酒1.5L。

【功能主治】用于治疗慢性肩背、腰腿疼痛。

【用法用量】以此酒蘸手掌上在局部拍打，第1周每日拍1次，每次10分钟，以后每日2次，每次15分钟，拍打轻重以舒适为度。每用1周，将瓶中白酒加满，使酒保持一定浓度。

【自制方法】上药浸于55度白酒中，半月后用此药酒。

【宜忌】对于皮肤有过敏、局部皮肤破损或有皮肤病者，不宜使用。本品处方中的川乌、草乌、细辛等毒性较大，需要在用药时加工炮制。

乳没药酒

【药物配比】制乳香12g，制没药12g，秦艽12g，威灵仙12g，刘寄奴12g，荆芥12g，全当归12g，透骨草12g，伸筋草12g，牡丹皮24g，高粱酒2L。

【功能主治】用于治疗新旧关节疼痛、关节变形。家中有老人腰膝痛、脚踝痛、肘腕痛，均可配制。

【用法用量】每次取50~100mL，用瓷器隔水炖至滚烫，然后用棉团或纱布蘸取，快速涂擦疼痛处（小心烫伤），每日2~3次。

【自制方法】以上10味药用高粱酒浸泡，24小时后即可取用。

【宜忌】不可擦破皮肤。本药酒不可口服。

雷公藤酒

【药物配比】雷公藤30g，草乌30g，天南星30g，半夏30g，50度以上白酒1L。

【功能主治】用于治疗关节炎、滑囊炎。

【用法用量】每次取适量，置瓷器中加温，用海绵蘸取，轻轻涂抹患处。轻者3~5日即可消肿止痛，重者可多用几日。

【自制方法】以50度以上的白酒浸泡上药1周即成。

【宜忌】有伤口破损者勿用。本药酒有毒，不可口服。

火赤链蛇酒

【药物配比】火赤链蛇（俗名火三根）1条，60度以上高粱酒0.5~1L。

【功能主治】祛风散寒，温经止痛。用于治疗风寒湿所致痹症。

【用法用量】每日饮2次，每次25mL。

【自制方法】将捕捉到的活蛇放入清水中游1~2小时，然后将其灌入玻璃瓶或其他容器内，根据蛇的大小，注入60度以上的高粱酒或黄酒，并迅速盖紧瓶塞，令蛇醉毙，浸泡半月，至酒色变至微黄时即可饮用。

两乌愈风酒

【药物配比】制川乌、制草乌各9g，秦艽、木瓜、熟地黄、鸡血藤、当归、威灵仙、菝葜各30g，骨碎补、蜈蚣、延胡索、全蝎、五加皮、桑枝各

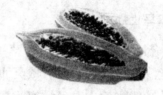

木瓜

20g，羌活、独活各18g，防己25g，细辛6g，丹参40g，木香、白芷、桂枝、丝瓜络各10g，红枣60g，黄酒2.5L。

【功能主治】温经养血，祛风除湿，蠲痹止痛。用于治疗肩周炎。

【用法用量】口服，每日服3次，每次10mL。

【自制方法】将上述药物先用冷水拌湿，然后把药物及黄酒装入瓷瓶内，以箬壳封口，在锅中蒸至600mL为度，过滤备用。

【宜忌】本品处方中的川乌、草乌、细辛毒性较大，需要在用药时加工炮制。

乌七酒

【药物配比】川乌、草乌、三七、三分三、大雪上一枝蒿各9g，95%医用乙醇500mL。

【功能主治】消肿止痛，祛风除湿，温经化瘀。用于治疗风湿性关节炎。

【用法用量】用纱布口罩1~2个，覆盖于患部之上，再用干棉球或5mL注射器一个，吸取药酒喷淋于口罩中央部分，以湿润饱和不流药酒为度，然后用火点燃，至病人感觉皮肤烫得不能忍受时，再移动口罩，移动范围应略大于患病部位。在移动中，不断喷淋药酒以保持继续燃烧。需中止治疗时，停加药酒或用手直接快速覆盖于口罩上，火即熄灭。每日治疗1次，依病情轻重程度不同，每次治疗15~30分钟或更长。每10日1个疗程，一般治疗1~2个疗程即愈。

【自制方法】上药用95%乙醇浸泡1周后即可使用。

【宜忌】表皮有破损者不应使用本法。本品剧毒，禁止内服。

二乌止痛酒

【药物配比】川乌12g，草乌12g，桑枝12g，桂枝12g，忍冬藤12g，红花12g，乌梅12g，威灵仙12g，甘草12g，中度白酒500mL。

【功能主治】温经散寒止痛，活血祛瘀通络。主治风湿性关节痛。

【用法用量】口服，每次服30mL，1日2次，1个月为1个疗程。

【自制方法】将上述药物放入白酒中浸泡7日即可服用。

【宜忌】高血压患者及心率过速者慎用。本品处方中的川乌、草乌毒性较大，需要在用药时加工炮制。

六乌酒

【药物配比】制川乌、制草乌、制首乌、乌蛇、乌梅、乌药、甘草各15g，白酒1.5L。

【功能主治】温经散寒，养血祛风，通络止痛。用于治疗风寒湿痹证。

【用法用量】口服，每次10~20mL，1日2次。

【自制方法】上药共研粗末，以白酒（不能饮白酒者可用黄酒代替）浸泡5日后即可饮用。

【宜忌】本品处方中的川乌、草乌毒性较大，需要在用药时加工炮制。

通痹灵酒

【药物配比】生川乌12g，生草乌12g，干姜12g，细辛8g，威灵仙6g，凤仙花8g，红花6g，川芎4g，桂枝7g，独活8g，寻骨风6g，樟脑15g，松枝6g，三七6g，五加皮6g，牛膝4g，乳香12g，没药12g，全蝎6g，地鳖虫6g，山茱萸10g，麻黄9g，枸杞子9g，狗脊9g，桑枝6g，当归6g，秦艽6g，55度白酒1.2L。

【功能主治】温经散寒，活血祛瘀，祛风除湿，通痹止痛。用于治疗寒性关节肌肉疼痛。

【用法用量】最好晚上临睡前用棉签涂药液适量（棉签蘸1~3次）于疼痛处，用聚乙烯保鲜膜包裹，外用衣被物等覆盖，10分钟左右患处有发热、温度升高、灼热感属正常，6小时后去掉覆盖物。每日1次，扭伤者可1日3次。

【自制方法】把药物粉碎为粗末，用55度白酒浸泡，夏季14

日，春、秋季21日，冬季30日，过滤沉淀5日而成，密封待用。

【宜忌】本品有毒，禁止内服。

龟蛇酒

【药物配比】活乌龟1只，眼镜蛇、乌梢蛇、银环蛇干品各1条，党参、黄芪、杜仲、枸杞子、当归各250g，醇酒5L。

【功能主治】补益肝肾，滋阴益气，祛风解痉，活血通络。主治风湿性关节炎、慢性腰腿痛。

【用法用量】口服，每次25mL，一日2次，分早、晚服，1个月为1个疗程。

【自制方法】将乌龟置清水中静养7日，每日换水1次。取敞口带盖玻璃容器，将乌龟以及上药投入其中，倒入醇酒，密封180日即可取饮。

【宜忌】忌辛辣食物。凡脾胃虚弱、呕吐泄泻、腹胀便溏、咳嗽痰多者慎用。

桃红酒

【药物配比】红花20g，桃仁20g，赤芍20g，地龙20g，桂枝20g，川乌15g，草乌15g，白酒1.5L。

【功能主治】活血通经，温通血脉，祛风除湿。主治痹证。

【用法用量】口服，服前先搅拌酒液，可用15mL酒杯作为标准，每日早、晚各1杯。

【自制方法】用纱布把诸药包好，放入瓷瓶中，用白酒浸泡，密封7~10日后即可饮用。

【宜忌】本品处方中的川乌、草乌毒性较大，需要在用药时加工炮制。

花蛇蜈蚣酒

【药物配比】蜈蚣20g，白花蛇30g，细辛20g，当归60g，白芍60g，甘草60g，白酒2L。

【功能主治】祛风湿，活血，治疗痹证。适用于风湿性关节炎、类风湿性关节炎。

【用法用量】每次服30~40mL，每日早、晚各服1次。小儿用量酌减。25日为1个疗程，间隔5日再服第2个疗程。1~2个疗程后，停药观察。

【自制方法】将上药共研细末，以白酒浸泡，密封10日后备用。

【宜忌】本品处方中的细辛毒性较大，需要在用药时加工炮制。

类风湿中药浸酒

【药物配比】Ⅰ号：黄芪20g，当归10g，制附子10g，威灵仙10g，羌活、独活各10g，豨莶草10g，姜黄10g，木瓜15g，制川乌、制草乌各10g，白芷20g，白花蛇5条，全蝎30g，蜈蚣10条，土鳖虫30g，桃仁20g，红花15g，狗脊10g，制乳没各10g，干姜10g，防己10g，秦艽10g，雷公藤20g，白酒2.5L。

【药物配比】Ⅱ号：黄芪10g，当归10g，威灵仙10g，豨莶草10g，姜黄10g，木瓜15g，白花蛇5条，全蝎30g，蜈蚣10条，土鳖虫30g，桃仁20g，红花15g，狗脊10g，制乳没各10g，防风、防己10g，秦艽10g，雷公藤20g，桑枝30g，土茯苓30g，黄柏20g，牡丹皮20g，钩藤20g，白酒2.5L。

【功能主治】逐痹通络，兼以扶正。用于治疗类风湿性关节炎。

【用法用量】每次服20mL，每日服2次，15日为1个疗程，一般服2~4个疗程。服药期间如有口舌麻木症状，则停服1周后续用。风寒湿痹型用Ⅰ号方，风湿热痹型用Ⅱ号方。

【自制方法】上药浸入白酒浸泡1周即成。

【宜忌】本品处方中的附子、川乌、草乌毒性较大，需要在用药时加工炮制。

海蜇愈风酒

【药物配比】海蜇360g，黑大豆120g，嫩桑枝120g，新鲜松针200g，陈年黄酒3.5L。

【功能主治】祛风湿，通气血，化痰瘀。适用于风湿痰瘀阻滞、关节筋骨疼痛等。

【用法用量】每日2~3次，每次服20~30mL。

【自制方法】将上药细碎，用纱布袋盛，扎紧袋口，置于酒器中，倒入黄酒，密封，放锅中隔水煮1~2小时，取出候凉，再浸泡5日即可服用。

鹿角胶酒

【药物配比】羌活10g，独活10g，续断10g，草乌10g，细辛10g，川芎6g，红花6g，乳香6g，没药6g，鹿角胶3g，甜叶菊3g，白酒1L。

【功能主治】祛风除湿，补养肝肾，通络止痛。用于治疗类风湿性关节炎。

【用法用量】每日服3次，每次10mL，1个月为1个疗程。

【自制方法】以上药材净选除杂，粉碎成粗粉，加入白酒密闭浸泡15日，过滤分装即得。

【宜忌】本品处方中的草乌、细辛毒性较大，需要在用药时加工炮制。

七叶莲酒

【药物配比】七叶莲200g，55度白酒1L。

【功能主治】祛风除湿，活血止痛。用于治疗类风湿性关节炎。

【用法用量】每次服20~25mL，每日服2次，3个月为1个疗程。

【自制方法】上药加55度白酒浸泡1周后服用，服完，换第2剂药再服。

巨胜子酒

【药物配比】黑芝麻（俗称"巨胜子"）100g，薏苡仁30g，生地黄250g，白酒1L。

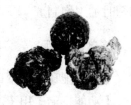

生地黄

【功能主治】祛风湿，强筋骨。用于治疗因肝肾不足、筋骨失养引起的风湿阻痹、足膝无力、筋脉挛急疼痛。

【用法用量】每日1~2次，每次服20~30mL。

【自制方法】将上药捣碎，以纱布袋盛之，置于白酒中，密封浸泡7日，去渣，取上清酒液服用。

昆明山海棠酒

【药物配比】昆明山海棠干根200g，白酒1L。

【功能主治】祛风除湿，舒筋活络，清热解毒。用于治疗类风湿性关节炎。

【用法用量】每次服10~20mL，每日3次，饭后服。

【自制方法】上药浸泡于白酒中，15日后即可服用。

腰腿疼痛

二乌三七酒

【药物配比】生川乌50g，生草乌50g，田三七25g，马钱子25g，蜂蜜250g，白酒500mL。

【功能主治】散风活血，舒筋活络。用于治疗慢性腰腿痛。

【用法用量】口服，每次10mL，每日3次，10日为1个疗程。

【自制方法】将生川乌、生草乌洗净切片晒干，以蜂蜜250g煎煮。马钱子去毛，用植物油微炸。田三七捣碎，与前3味混合，加水煎煮2次，第1次加水1L，浓缩到300mL；第2次加水1L，浓缩到

200mL，2次共取液500mL，加白酒浸泡7日即成。

【宜忌】本品处方中的川乌、草乌、马钱子毒性较大，需要在用药时加工炮制。

首乌苡仁酒

【药物配比】生薏苡仁20g，制首乌180g，白酒1L。

【功能主治】用于治疗肾虚风寒型腰痛。

【用法用量】每日早、晚各1次，每次服20~30mL。

【自制方法】上药共浸泡于白酒中，密封瓶口，置阴凉处15日，去渣备用。

厚味风湿药酒

【药物配比】黄芪（蜜制）60g，当归50g，槲寄生50g，老鹳草50g，续断50g，麻黄50g，防己50g，防风50g，薏苡仁（炒）40g，牛膝40g，地龙40g，红花40g，羌活30g，草乌（制）30g，茯苓30g，白术（炒）30g，独活30g，川乌（制）30g，附子（制）30g，苍术（炒）30g，高良姜30g，川芎30g，鸡血藤30g，胆南星30g，白芷30g，骨碎补（盐制）30g，肉桂30g，马钱子（制）20g，杜仲（炭）20g，细辛20g，甘草20g，白糖500g，50度白酒10L。

【功能主治】散风祛湿，活血止痛。用于治疗腰腿疼痛、肢体麻木、关节疼痛。

【用法用量】温服，每次10~15mL，一日2~3次。

【自制方法】将上药捣碎，以纱布袋盛之，置于白酒中，加入白糖，密封浸泡21日，去药袋即成。

【宜忌】孕妇忌服。本品处方中的草乌、川乌、附子、马钱子、细辛毒性较大，需要在用药时加工炮制。

狗脊酒

【药物配比】金毛狗脊150g，黄酒1.5L。

【功能主治】补肝肾，强腰膝，祛风湿，利关节。用于治疗肝肾不足、风寒湿邪犯于肌骨筋脉之关节筋骨疼痛、腰膝无力、活动不便等病症。

【用法用量】每日服3次，每次30mL。

【自制方法】上药用黄酒浸，容器封固，置于锅中，隔水煮1.5小时取出，埋土中7日退火毒，即可服用。

狗脊煮酒

【药物配比】狗脊（去毛）、丹参、黄芪、萆薢、牛膝（去苗）、川芎、独活（去芦头）各50g，附子（炮裂，去皮脐）15g，白酒2L。

【功能主治】用于治疗腰痛强直，不能舒展。

【用法用量】每次温服20mL，不拘时，每日3次。

【自制方法】上药捣如麻子大，用酒浸，放入瓶中密封，隔水煮3小时取出，静置5日即可取饮。

【宜忌】孕妇忌服。本品处方中的附子毒性较大，需要在用药时加工炮制。

杜仲川乌酒

【药物配比】杜仲（炙）400g，生地黄200g，当归、川乌（去皮脐）、川芎各100g，白酒5L。

【功能主治】用于治疗腕伤、腰痛。

【用法用量】适量饮服，日服3次，每次20mL。

【自制方法】以上5味药切细，以酒浸7日，过滤即成。

【宜忌】本品处方中的川乌毒性较大，需要在用药时加工炮制。

杜仲细辛酒

【药物配比】杜仲25g，丹参25g，川芎25g，桂心20g，细辛10g，白酒500mL。

【功能主治】用于治疗突然腰痛。

【用法用量】随酒量饮服，日服3次。

【自制方法】上药切细，用酒浸5宿即成。

【宜忌】服药期间忌生葱、生菜。本品处方中的细辛毒性较大，需要在用药时加工炮制。

杜仲羌活酒

【药物配比】杜仲（去粗皮，切炒）、干姜（炮）、萆薢、羌活（去芦头）、天雄（炮裂，去皮脐）、川椒（去目及闭口者，炒出汗）、桂枝（去粗皮）、川芎、防风（去叉）、秦艽（去苗土）、甘草（炙）各50g，细辛（去苗叶）、五加皮、石斛（去根）、续断、地骨皮（洗）各30g，桔梗75g，白酒5L。

【功能主治】用于治疗肾虚冷或感寒湿所致腰脚冷痹或疼痛。

【用法用量】每日温服100mL，不拘时，常使如醉。

【自制方法】以上17味药，各细切或捣碎，置于瓷瓶内酒浸，密封，隔水煮4小时，取出候冷开封。

【宜忌】本品处方中的细辛毒性较大，需要在用药时加工炮制。

杜仲当归酒

【药物配比】杜仲（去粗皮，炙微黄）、蛇床子、当归、川芎、干姜（炮裂）、秦艽（去苗）、附子（炮裂，去皮脐）、石斛（去根）、桂心、细辛、茵芋、川椒（去目及闭口者，微炒出汗）、天雄（炮裂，去皮脐）、防风（去芦头）、独活各10g，白酒2L。

【功能主治】用于治疗风冷痹证之腰脚疼痛，屈伸不得。

【用法用量】每日温饮150mL，常令醺醺。

【自制方法】以上各药细切或捣碎，以纱布袋盛，放入瓷瓶中用白酒浸7日后开取。

【宜忌】本品处方中的附子、细辛毒性较大，需要在用药时加工炮制。

杜仲山芋酒

【药物配比】杜仲、天雄（去生皮脐）、白蔹各150g，山芋（去紫茎）100g，川椒（去目及闭口者，炒出汗）、羊踯躅各25g，川乌（去皮脐）、附子（去皮脐）、姜各100g，白酒5L。

【功能主治】益精神，通血脉，除风湿。疾在腰膝者，此酒悉治。

【用法用量】初次服50mL，渐加至100mL，日服2次。

【自制方法】以上各药均细切或捣碎，以酒渍之，春夏5日，秋冬7日，去药渣即成。

【宜忌】有舌红口燥、大便干结等阴虚火旺患者忌用。本品处方中的川乌、附子毒性较大，需要在用药时加工炮制。

牛骨羊角酒

【药物配比】酥制牛骨或羊骨60g，黄羊角屑60g，白芍片60g，白酒1L。

【功能主治】益肾强骨，祛风止痛。主治肾气不充、风侵筋骨而引起的臀、胫疼痛等症。

【用法用量】每日空腹服1次，每次50mL。

【自制方法】将上药装入纱布袋内，扎紧口袋，放入酒瓶内盖好盖，封口，浸泡10日即成。

黑豆地黄酒

【药物配比】黑豆（炒令熟）100g，熟地黄、生地黄各150g，杜仲（去粗皮，炙微黄）100g，枸杞子、羌活各50g，牛膝（去苗）150g，淫羊藿30g，当归50g，石斛（去根）、侧子（炮裂，去皮脐。又，附子旁独生扁球状块根大如枣者，称侧子）、茵芋、白茯苓各100g，防风（去芦头）150g，川椒（去目及闭口者，微炒出汗）100g，桂心50g，川芎、白术各15g，五加皮50g，酸枣仁（微炒）50g，白酒4L。

【功能主治】用于治疗风湿型腰腿痛。

【用法用量】食前温服50mL，早、晚各1次。

【自制方法】上药细捣，用纱布袋盛，以酒浸，密封7日后即成。

腰痛酒

【药物配比】杜仲15g，补骨脂9g，苍术9g，鹿角霜9g，白酒500mL。

【功能主治】温肾散寒，除风利湿。用于治疗风湿腰痛、常年腰痛。

【用法用量】口服，早、晚各1次，每次30~50mL，连服7日。

【自制方法】将上药研成粗粉，装瓶加入白酒，浸泡7日，过滤去渣即成。

葱子酒

【药物配比】葱子20g，杜仲（去粗皮）20g，牛膝20g，淫羊藿15g，乌蛇（酒浸去骨，炙微黄）30g，石斛20g，制附子20g，防风20g，肉桂20g，川芎15g，川椒（去目及闭口者，微炒去汗）15g，白术20g，五加皮20g，炒枣仁20g，白酒1.5L。

【功能主治】用于治疗肾虚型腰膝疼痛，延及腿足，腰脊拘急，俯仰不利。

【用法用量】每次饭前温饮50mL，日服3次。

【自制方法】上药14味共捣碎，置于净瓶中，用酒浸之，封口，经7日后开取，去渣备用。

【宜忌】本品处方中的附子毒性较大，需要在用药时加工炮制。

强肾活血酒

【药物配比】杜仲200g，独活、生地黄、当归、丹参、川芎各100g，清酒2L。

【功能主治】强肾活血。用于治疗肾虚型腰膝髀连腿脚疼痛。

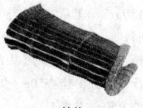

杜仲

【用法用量】初服50mL，一日3服，以微醺为度。

【自制方法】上药切碎，以纱布袋盛之，以清酒渍5宿即成。

【宜忌】服药期间忌芜荑。

萆薢浸酒

【药物配比】萆薢、牛膝（去苗）、石斛（去根）、熟地黄、生地黄各150g，防风（去芦头）、独活、川芎、山茱萸、当归、酸枣仁（微炒）、桂心（微炒）各100g，火麻仁250g，白酒5L。

【功能主治】用于治疗腰脚风毒攻注疼痛。

【用法用量】每日3~5次，共温服200mL，常令醺醺，勿至大醉。

【自制方法】上药捣细，用纱布袋盛之，用白酒浸于瓷瓶中，密封7日后开取。

海桐羌活酒

【药物配比】海桐皮100g，牛膝、川芎、羌活、地骨皮各50g，甘草25g，薏苡仁100g，生地黄250g，白酒2L。

【功能主治】用于治疗腰膝痛。

【用法用量】口服，每日3次，每次30mL。

【自制方法】上药用酒浸7日即成。

牛骨侧子酒

【药物配比】牛胫骨（涂酥，炙令黄）1kg，侧子（炮裂，去皮脐）、当归（捣碎，微炒）各250g，白酒10L。

【功能主治】用于治疗风冷痹腰脚疼痛。

【用法用量】日服3次，每次温服30mL。不耐酒者，随性饮之，常令醺醺。

【自制方法】上药细碎，以纱布袋盛之，以酒浸药，春夏浸3日，秋冬7日。

【宜忌】阴虚火旺者忌用。

人参黄芪酒

【药物配比】人参、黄芪、茯苓、甘草、当归、川芎、白芍、生地黄、杜仲、川牛膝、川续断、桂心、细辛、秦艽、独活、防风各30g，白酒2L。

【功能主治】补气血，壮筋骨，祛风湿，通经络。用于治疗因风寒湿痹引起的久治不愈之腰腿疼痛、举肢无力、关节伸屈不便等症。

【用法用量】每次服20mL，每日服2次。

【自制方法】将上药切碎，装入纱布袋，置于玻璃容器中，加入白酒，浸泡14日即可。

【宜忌】本品处方中的细辛毒性较大，需要在用药时加工炮制。

杜仲牛膝酒

【药物配比】杜仲（去粗皮，炙）100g，独活（去芦头）25g，附子（炮裂，去皮脐）、牛膝（去苗）各50g，淫羊藿15g，白酒5L。

【功能主治】用于治疗伤寒后体虚，五脏挟风冷，腰膝疼痛，行走不得。

【用法用量】每次温服20~30mL，每日3次。未愈，再浸服。

【自制方法】上药捣细，用纱布袋盛之，浸酒中，密封口7日即可。

【宜忌】本处方中的附子毒性较大，需要在用药时加工炮制。

丁公藤酒

【药物配比】丁公藤200g，50度白酒2L。

【功能主治】祛风除湿，活血通络。用于类风湿性腰腿痛。

【用法用量】口服，每日2次，每次15~20mL。

【自制方法】将丁公藤捣为粉末，放笼屉中蒸30分钟，待凉，置干净酒器中，倒入白酒，密封浸泡15日，滤渣即成。

牛膝枣仁酒

【药物配比】牛膝（去苗）、石菖蒲、酸枣仁（微炒）、川芎、石斛（去根）、淫羊藿、赤箭、牛胫骨（涂酥，炙微黄）、桂心、附子（炮裂，去皮脐）、萆薢各150g，白酒5L。

【功能主治】用于治疗腰脚疼痛、皮肤不仁、筋脉挛急。

【用法用量】日服2~3次，每次温饮100mL，常令醺醺，不得大醉。酒尽更添，药味淡即换之。

【自制方法】上药细研，以纱布袋盛之，用白酒于瓷瓶中密封浸泡7日即可。

【宜忌】服药期间忌生冷毒滑物。本处方中的附子毒性较大，需要在用药时加工炮制。

杜仲石楠酒

【药物配比】杜仲（去皱皮，炙微黄）400g，石楠150g，羌活150g，防风（去芦头）100g，附子（炮裂，去皮脐）150g，牛膝（去苗）150g，白酒5L。

【功能主治】用于治疗风痹之腰脚疼痛。

【用法用量】每日3次，每次服50mL。

【自制方法】上药细碎，用纱布袋盛之，用白酒于瓷瓶中浸7日后开取。

【宜忌】本处方中的附子毒性较大，需要在用药时加工炮制。

花蛇牛骨酒

【药物配比】白花蛇（去皮骨，炙黄）1条（约重150g），牛胫骨（涂酥，炙微黄）1根（约重250g），当归、川芎各75g，附子（炮裂，去皮脐）、桂心、熟地黄、生地黄、防风（去芦头）、山茱萸、萆薢（去根）、牛膝（去苗）、细辛（去苗土）、天麻、黄芪各100g，独活150g，枳壳（麸炒，微黄色，去瓤）100g，肉苁蓉（酒浸1宿，刮去粗皮）125g，白酒6L。

【功能主治】用于治疗风痹之腰脚疼痛，行步困难；兼治风毒攻注，不知皮肤痒痛。

【用法用量】随性温服，常令醺醺，勿至大醉。

【自制方法】上药细研，用纱布袋盛，以白酒于瓷瓮子内密封浸7日即可取饮。

【宜忌】服药期间忌生冷、黏滑、动风之物。本处方中的附子、细辛毒性较大，需要在用药时加工炮制。

补益黄芪酒

【药物配比】黄芪50g，萆薢（研细）75g，防风（去芦头）75g，牛膝（去苗）100g，桂心50g，石斛（去根）100g，杜仲（去粗皮，炙微黄）75g，肉苁蓉（酒浸1宿，刮去皱，炙干）100g，附子（炮裂，去皮脐）、山茱萸、石楠、白茯苓各50g，白酒5L。

【功能主治】用于治疗虚劳膝冷。

【用法用量】每日3次，饭前温服30mL。

【自制方法】上药研细，以纱布袋盛，放在瓷瓶中以白酒浸，密封瓶口，候3日后即可服用。

【宜忌】本处方中的附子毒性较大，需要在用药时加工炮制。

石斛牛膝酒

【药物配比】石斛（去根）、牛膝（去苗）各250g，五加皮、羌活、防风（去芦头）、海桐皮、木香、桂心、川芎、甘菊花、川椒（去目及闭口者）各100g，附子（炮裂，去皮脐）、天麻各150g，牛胫骨（酥涂，炙令微黄）250g，白酒6L。

【功能主治】用于治疗风冷痹证之气攻腰脚，行走无力。

【用法用量】每日3次，温饮1小杯（约30mL）。每取饮一盏，即添一盏白酒，至药味淡薄，即更换之。

【自制方法】上药细研，以纱布袋盛，放入瓷瓮，加入白酒，用蜜封口，经7日后开取。

【宜忌】本处方中的附子毒性较大，需要在用药时加工炮制。

黄芪川膝浸酒

【药物配比】黄芪（去芦头）100g，萆薢、防风（去叉）、川芎、牛膝（去苗）各75g，独活（去芦头）、山茱萸各50g，五味子50g，白酒5L。

【功能主治】用于治疗虚劳手足逆冷、脚膝疼痛。

【用法用量】每日空腹温服100mL。

【自制方法】以上8味细研，以纱布袋贮，用白酒浸之，秋冬5日，春夏3日。

五加皮牛骨浸酒

【药物配比】五加皮150g，枳壳（麸炒微黄，去瓤）50g，独活30g，地骨皮100g，防风（去芦头）50g，丹参75g，熟地黄150g，牛膝（去苗）100g，乌头（炮裂，去皮脐）100g，干姜（炮裂）50g，石楠叶100g，牛胫骨（涂酥，炙微黄）250g，清酒5L。

【功能主治】用于治疗风毒气攻腰脚，连骨髓，日夜疼痛。

【用法用量】每日3~5次，温饮一小杯（约30mL），常令醺醺，以瘥为度。

【自制方法】上药细研，以纱布袋盛之，用清酒浸瓷瓶中，密封7日后开启。

牛膝山羊角酒

【药物配比】牛膝（去苗）、牛胫骨（涂酥，炙黄）、山羊角（屑）、枳壳（去瓤，麸炒）各50g，白酒1L。

【功能主治】用于治疗风冷伤腰，筋骨疼痛，不可屈伸。

【用法用量】每次温服30mL，不拘时，常令酒力相续。

【自制方法】以上4味药，捣如麻子大，装入瓶中，加酒密封，隔水煮3小时，取出放冷，即可取饮。

五加壮腰酒

【药物配比】五加皮125g，枳壳（麸炒微黄，去瓤）、独活各75g，乌头（炮裂，去皮脐）、干姜（炮裂）、石楠各75g，丹参、防风（去芦头）、白术、地骨皮、川芎、蔓椒根各100g，生地黄、熟地黄、牛膝各150g，牛胫骨（涂酥，炙令黄）250g，枸杞子、秦艽各100g，清酒10L。

【功能主治】用于治疗风湿腰痛，痛连胫中，及骨髓疼痛。

【用法用量】饭前温饮50mL，每日3次。

【自制方法】上药细研，用纱布袋盛之，以清酒渍之，密封7日后开启。

牛蒡杜仲酒

【药物配比】牛蒡子（微炒）150g，茵芋25g，白茯苓75g，杜仲50g，石斛（去根）、枸杞子、牛膝（去苗）、侧子（炮裂，去皮脐）各100g，干姜（炮裂）25g，大豆（炒熟）50g，川椒（去目及闭口煮，微炒出汗）75g，火麻仁100g，白酒5L。

【功能主治】用于治疗风湿留注腰间疼痛，坐卧不安。

【用法用量】饭前温服一小杯（约30mL），日服3次。

【自制方法】上药细碎，以纱布袋置盛瓷瓶中，以白酒浸之，密封7日后开启。

乌蛇灵仙酒

【药物配比】乌梢蛇10g，威灵仙、独活、千年健、红花各15g，土鳖虫5g，川芎10g，当归、鸡血藤、黄芪各15g，细辛5g，黄酒2L。

【功能主治】祛风除湿，通经活络，活血止痛。主治坐骨神经痛。

【用法用量】每次服10mL，日服2次。饮1L酒为1个疗程。

【自制方法】将上药放入瓶内，加黄酒至瓶满，封闭瓶口，3日后开始服用（随服用随添酒）。

【宜忌】本处方中的细辛毒性较大，需要在用药时加工炮制。

川乌地龙酒

【药物配比】制川乌、制草乌、红花各15g，地龙、寻骨风、伸筋草各30g，生黄芪、全当归各60g，白米酒1L。

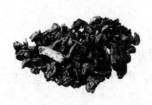

制川乌

【功能主治】温经散寒，通络止痛。用于治疗坐骨神经痛。

【用法用量】每次服10~20mL，每日早、晚各1次。10日为1个疗程，一般可连服1~2个疗程。

【自制方法】将上药装瓶，加入白米酒，封闭1周后即成。

【宜忌】本处方中的川乌、草乌毒性较大，需要在用药时加工炮制。

化骨健步酒

【药物配比】川牛膝、炒杜仲、当归尾、红花、醋延胡索、威灵仙、玄参各30g，王不留行15g，白酒1.5L。

【功能主治】消瘀通络，软坚化结。用于治疗骨刺疼痛。

【用法用量】口服，每次30mL，日服2次。

【自制方法】上药共碾为碎块，纱布包好，用烧酒浸泡1周（冬季浸泡两星期），过滤后装瓶饮用。

灵仙骨增酒

【药物配比】威灵仙、透骨草、杜仲、怀牛膝、丹参、白芥子各30g，白酒2L（50度以上）。

加减：腰骶椎痛加淫羊藿30g，颈椎痛加葛根30g，跟骨痛加木瓜30g。

【功能主治】补肝肾，通经脉，行气血，濡筋骨。主治骨质增生所引发的腰部疼痛。

【用法用量】每次口服15~20mL，每日3次。以上剂量为1个疗程，服25~30日，间隔3~5日，可进入第2个疗程。

【自制方法】以上各药磨为粗末，置瓷罐或玻璃瓶中，加入白酒，密封15日（冬季20日）后饮用。

透骨祛风酒

【药物配比】鲜狗骨（腿骨为佳，也可用猪骨代替）0.5~1kg，乌梢蛇（鲜品更佳）100g，附片50g，秦艽、当归、木瓜各30g，田三七15g，白酒1.5L。

【功能主治】祛风除湿，温经散寒，养血通络，壮骨止痛。主治各种风湿疼痛和跌打损伤。

【用法用量】取医用清洁白纱布，叠为4~8层，其大小根据疼痛部位的面积而定，以能遮盖住疼痛范围为宜。用吸管或汤匙将药酒浇于纱布上，使其浸透，再将理发用电吹风调至中档，用温热风对准治疗部位热熏，熏治时间根据病情而定，疼痛部位较深者热熏时间可适当延长，并可反复用药。每次熏治约15分钟，一日2次。

【自制方法】先将狗骨打碎，放于瓦缸内用白酒浸泡，同时将乌梢蛇放入，1星期后去除骨渣，将酒倒于另一容器内，放入其余中药，再密封浸泡7日左右即可使用。

复方闹羊花酒

【药物配比】闹羊花9g，羌活9g，独活9g，川牛膝9g，黑杜仲9g，灯心草9g，小茴香9g，桂心末（后放）9g，白酒500mL。

【功能主治】祛风除湿，散寒止痛，通行血脉。用于治疗风寒湿型坐骨神经痛。

【用法用量】口服，一日3次，每次10mL，饭后服，1剂为1个疗程。

【自制方法】上药加水800mL，文火煎至500mL，加上桂心末，再加白酒，混合即成。

仙丹酒

【药物配比】威灵仙30g，苏木15g，乌梢蛇30g，丹参30g，秦艽15g，补骨脂18g，木瓜30g，牛膝15g，川椒18g，乳香、没药各15g，透骨草30g，羌活10g，五加皮15g，冰片10g，全蝎5g，川续断12g，高粱酒500mL。

【功能主治】祛风除湿，温经通络，补肾止痛。用于治疗慢性腰肌劳损、腰痛。

【用法用量】先将酒液涂擦于皮肤上，再行火罐，留罐20分钟，每日1次，7日为1个疗程。

【自制方法】将上药研成粉末，用高粱酒泡3~5日后即可炙用。

风湿药酒（外用方）

【药物配比】制川乌、制草乌各10g，制马钱子15g，木瓜、桃红、红花各30g，60度白酒500mL。

【功能主治】逐寒祛湿，理气活血，温经止痛。用于治疗腰腿疼痛。

【用法用量】取20cm×20cm大小，1cm厚的脱脂药棉蘸风湿药酒，以不溢出药酒为度，直接敷于疼痛的局部皮肤上，上覆软塑料薄膜以隔离，然后用绷带固定3小时，每日换药1次，每次3小时，1星期为1个疗程。

【自制方法】上药饮片浸入60度白酒中，1月后去滓过滤，瓶储密封备用。

【宜忌】本处方中的川乌、草乌、马钱子毒性较大，需要在用药时加工炮制。

独活寄生酒

【药物配比】独活15g，桑寄生30g，杜仲12g，附子9g，细辛

10g，当归20g，川芎15g，秦艽15g，鸡血藤30g，川乌10g，麻黄10g，桂枝10g，茜草30g，白酒1L。

加减方：腰痛严重者加川续断15g、狗脊15g；兼见下肢痛者加地枫皮15g、千年健15g；兼见下肢挛痛者加伸筋草30g、木瓜30g；兼见上肢痛者加羌活10g；遇寒痛甚者加草乌10g、肉桂6g；阴雨天痛甚者加防己15g、薏苡仁30g；兼见瘀血者加地鳖虫10g、红花12g。

【功能主治】祛风散寒除湿，活血通络止痛。用于治疗腰痛。

【用法用量】每次服用30mL，每日服2次。酒精过敏及肝病患者不能服用。

【自制方法】上药置容器内，加高度白酒封口浸泡，每日摇动1次，7日后启封服用。

【宜忌】本处方中的附子、细辛、川乌毒性较大，需要在用药时加工炮制。

黑尾胡蜂蛹酒

【药物配比】黑尾胡蜂蛹500g，56度白酒2L。

【功能主治】温经散寒，通络燥湿，祛风止痛，强筋健骨。用于治疗膝痹。

【用法用量】每次口服20~40mL，每1~2日口服1次，连服1个月以上。

【自制方法】取黑尾胡蜂蛹浸泡于白酒中，浸泡2次，每次浸泡时间大于20日，合并两次上清液即得。

人参天麻酒

【药物配比】人参20g，天麻、牛膝各30g，黄芪25g，穿山龙100g，红花4g，白糖80g，白酒1L。

【功能主治】补气血，祛风湿，舒筋止痛。用于治疗腰腿痛、四肢麻木等。

【用法用量】每日早、中、晚各饮1次，每次20~30mL。

【自制方法】除红花外，其他药粉碎成粗末，同红花一起放入净瓷坛内，加入白酒和白糖，密封，置阴凉处7~10日，经常摇动，启封后过滤去渣即成。

补肾蕲蛇酒

【药物配比】活蕲蛇1条（500g左右），熟地黄100g，酒白芍20g，当归、甜苁蓉、巴戟天、杜仲、三七、鸡血藤胶、炒白术各30g，枸杞子300g，党参100g，炙黄芪50g，蜂蜜或冰糖500g，白酒7.5L。

【功能主治】补肾活血，化瘀通络止痛。用于治腰腿痛。

【用法用量】每次服50~100mL，每日服1~2次，连服1~2个月。

【自制方法】先将活蛇浸酒中醉死，再加药、蜂蜜或冰糖密封浸1~2个月后即可服用。

马钱子乳香酒

【药物配比】制马钱子20g，制乳香30g，当归50g，制没药30g，杜仲炭30g，骨碎补40g，川牛膝40g，狗脊50g，枸杞子40g，金樱子40g，川芎30g，川续断40g，独活40g，红花30g，延胡索30g，广防己30g，木瓜50g，丹参40g，制川乌20g，威灵仙30g，鸡血藤50g，红糖300g，40度以上白酒8L。

【功能主治】活血化瘀，祛风除湿，散寒通络，软坚散结。用于治疗坐骨神经痛。

【用法用量】每次服50~100mL，每日早、晚各1次，饭后半小时服用，或每晚临睡前服用1次，可连服3~4个月。

【自制方法】将上药粉碎，加红糖和40度以上白酒，置于玻璃容器或瓷器内浸泡10日即可取饮。

【宜忌】本处方中的马钱子、川乌毒性较大，需要在用药时加工炮制。

二乌乳没药酒

【药物配比】制草乌、制川乌、乳香、没药、自然铜、山栀各100g，川椒50g，细辛30g，冰片10g，75%乙醇2.5L。

【功能主治】温经，活血，止痛。用于治疗腰痛。

【用法用量】用频谱仪照射患处10分钟后，将药酒均匀涂抹患处，继续照射。每日1次，每次40分钟，1星期为1个疗程。

【自制方法】先将川乌、草乌、乳香、没药碎为小块，将山栀捣碎，混同其他药物放入盛装乙醇的瓶内，封口浸泡7日备用。

【宜忌】本处方中的草乌、川乌、细辛毒性较大，需要在用药时加工炮制。

杜威酒

【药物配比】焦杜仲200g，巴戟天100g，怀牛膝100g，狗脊100g，桑寄生100g，熟地黄200g，秦艽100g，威灵仙140g，冰糖1kg，米酒10L。

【功能主治】补肝肾，益气血，除风湿。用于治疗肝肾亏损之腰膝疼痛、筋骨痿软、风湿痹痛、筋脉拘挛。

【用法用量】每日饮50~100mL，或随量饮用，睡前服。

【自制方法】上药捣碎同米酒（乙醇含量30%）置容器中冷浸50日，滤除药渣，加入冰糖，溶解即成。

坐骨神经痛酒

【药物配比】小茴香6g，木香6g，陈皮10g，延胡索12g，川牛膝5g，独活5g，甘草3g，白酒500mL。

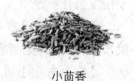

小茴香

【功能主治】活血化瘀，通络柔筋，祛痹止痛。用于治疗坐骨神经痛日久痛缓，或巩固疗效之用。

【用法用量】每次服10~20mL，每日服2~3次，以饭前服用为宜。

【自制方法】上药研为细末，加入白酒中，浸泡1星期后开始服用。

双乌酒

【药物配比】制川乌、制草乌、鸡冠花（或红花）各10g，川芎、当归、牛膝各15g，黄芪18g，白酒2L。

加减方：兼肩臂痛者加羌活15g，颈项痛者加葛根30g，腰膝酸软者加杜仲10g。

【功能主治】温经活血，益气止痛。适用于各种腰腿痛而无关节红肿发热者。

【用法用量】每次服50~100mL，早、晚各1次，一般服用2~3剂即愈。酒量大者可适当多饮，如感觉口舌发麻宜减量。

【自制方法】上药切碎，置净器中，加白酒浸泡1星期后服用。

【宜忌】本品处方中的草乌、川乌毒性较大，需要在用药时加工炮制。

健枫肉桂酒

【药物配比】千年健10g，地枫皮10g，肉桂9g，白酒500mL。

【功能主治】祛风湿，壮筋骨，止痛消肿。用于治疗腰腿痛。

【用法用量】每晚服50~100mL，连服15日为1个疗程。

【自制方法】将上3味药混合浸入白酒中，常温下放置1个月即成。

川乌黄芪酒

【药物配比】制川乌、制草乌各20g，广地龙50g，生黄芪60g，红花15g，寻骨风、伸筋草各20g，全当归、五加皮各60g，米酒1.5L。

【功能主治】温经通络，除风利湿，扶正固表。用于治疗急、慢性坐骨神经痛。

【用法用量】每次服10~15mL，每日早、晚各1次。

【自制方法】用白米酒将以上9味药物同时浸泡5日，滤渣即成。

【宜忌】本处方中的川乌、草乌毒性较大，需要在用药时加工炮制。

风湿、麻木、拘挛

骨痛药酒

【药物配比】草乌（制）100g，桑寄生100g，七叶莲100g，威灵仙50g，虎杖75g，络石藤50g，菝葜50g，苍术（炒）25g，油松节75g，首乌（制）50g，大血藤75g，丹参50g，接骨木100g，伸筋草25g，木瓜50g，川芎25g，牛膝100g，麻黄25g，五加皮100g，红花25g，续断100g，干姜15g，白酒10L。

【功能主治】祛风定痛，舒筋活络。用于治疗筋骨疼痛，关节不利，四肢麻木。

【用法用量】口服，每次15~25mL，每日2次。

【自制方法】将上药捣碎，以纱布袋盛之，置于容器中，加入白酒，密封浸泡21日，去药袋即成。

【宜忌】本品处方中的草乌毒性较大，需要在用药时加工炮制。

追风花蛇酒

【药物配比】白花蛇50g，牛膝50g，红花40g，木瓜40g，狗脊（烫）30g，海风藤30g，地枫皮30g，苏木30g，松节30g，当归30g，千年健30g，桂枝20g，黄芩20g，续断20g，没药（醋制）20g，防风20g，白糖1kg，50度白酒10L。

【功能主治】舒筋活血，追风散寒。用于治疗风寒湿痹之腰膝疼痛、肢体麻木、拘挛等症。

【用法用量】口服，每次10~15mL，每日2~3次，温服。

【自制方法】将上药捣碎，以纱布袋盛之，置于容器中，加入白酒、白糖，密封浸泡21日，去药袋即成。

【宜忌】孕妇忌服。

梅子酒

【药物配比】梅子500g，白酒1L。

【功能主治】风湿痛。

【用法用量】适量分次饮服，也可取药酒擦患处。

【自制方法】以酒浸没梅子，浸1个月过滤即成。

养血愈风酒

【药物配比】防风60g，杜仲（盐制）90g，秦艽60g，川牛膝60g，蚕沙60g，红花30g，川萆薢60g，白茄根120g，羌活30g，鳖甲（制）30g，陈皮30g，白术（炒）60g，苍耳子60g，枸杞子120g，当归60g，白糖2.6kg，白酒10L。

【功能主治】祛风，活血。用于风寒引起的四肢痹麻、筋骨疼痛、腰膝痹软等症。

【用法用量】每袋药用白酒500mL溶解，适量服用，但每次不超过100mL。

【自制方法】①配料：按处方将上药炮制合格，称量配齐，白糖单放。②粉碎：将防风及枸杞子等15味制成粗粉，白糖制成细粉。③渗漉：取防风等粗末，用5倍量白酒按渗漉法提取漉液，然后于文火上熬煮，浓缩成稠膏。④制粒：取浓缩稠膏与白糖粉搅拌均匀，过14~16目筛，制成颗粒，晾干或低温干燥。整粒时撒食用香精，密闭于桶内，2日后装袋。上药共装150袋。

【宜忌】高血压患者、孕妇忌用。

草乌酒

【药物配比】制草乌20g，当归70g，白芍70g，黑豆70g，忍冬90g，白酒1.5L。

【功能主治】手足风湿性疼痛，并治妇女鸡爪风。

【用法用量】不拘时，随量温饮；渣爆干为末，酒调服。

【自制方法】将黑豆炒半熟，放入酒中，再将另外4味药碎细投入酒中，经5日后开取过滤即成。

【宜忌】本处方中的草乌毒性较大，需要在用药时加工炮制。

强肾祛湿酒

【药物配比】秦艽、牛膝、川芎、防风、桂心、独活、茯苓各20g，杜仲、侧子各25g，石斛30g，丹参40g，干姜（一作生地黄）、麦门冬、地骨皮各15g，五加皮50g，薏苡仁50g，火麻仁50g，白酒5L。

【功能主治】肾劳虚冷干枯、忧患内伤、久坐湿地损肾所致冷痹诸症。

【用法用量】每次100mL，每日服2次。

【自制方法】将以上17味药细碎，用酒渍7日，滤渣即成。

络石藤酒

【药物配比】络石藤60g，仙茅10g，川草薢15g，骨碎补60g，狗脊30g，生地黄30g，当归身30g，薏苡仁30g，白术15g，黄芪15g，玉竹15g，枸杞子15g，山萸肉15g，白芍15g，木瓜15g，红花15g，牛膝15g，川续断15g，杜仲15g，黄酒5L。

【功能主治】补肝肾，益气血，祛风湿，舒经络。适用于肝肾不足、脾虚血弱、挟有风湿之肢体麻木、疼痛、腰膝酸软、体倦身重等症。

【用法用量】视个人酒量每日饮用1~2小盅，不可过服。

【自制方法】将上述药物切制成片，装入纱布袋，浸黄酒中，容器口封固，隔水加热半小时，静置数日，取出药袋即成。所余药滓还可依法再浸1次。

【宜忌】该方中的仙茅有毒，应注意用量。

〔附〕据《湖南药物志》记载，治疗风湿筋骨疼，也可单用络石藤浸酒服。有的验方以络石藤、当归、枸杞子三味药配制药酒治疗精血不足，兼有风湿之邪的筋骨疼痛、腰膝无力等症者。

蚁酒

【药物配比】大蚂蚁60g，白酒500mL。

【功能主治】祛风止痛，通经活络，强壮筋骨。主治风湿痹痛、手足麻木、全身窜痛、末梢神经炎、周围神经炎。

【用法用量】成人每次口服15~30mL，早、晚各1次。

【自制方法】以白酒泡大蚂蚁，半月后即可服用。

活血药酒

【药物配比】当归60g，老鹳草50g，续断50g，川芎30g，地龙30g，赤芍30g，牛膝30g，苍术（炒）25g，红花25g，陈皮25g，桂枝25g，狗脊（烫）25g，独活20g，羌活20g，乌梢蛇20g，海风藤20g，松节20g，川乌（制）15g，甘草15g，骨碎补（烫）15g，附子（制）15g，荆芥15g，桃仁（炒）15g，麻黄15g，木香10g，马钱子（制）10g，杜仲（炒）10g，白糖500g，50度白酒10L。

【功能主治】活血止痛，祛寒散风。用于治疗腰腿疼痛、肢体麻木之风寒湿痹。

【用法用量】口服，每次10~15mL，每日2~3次，温服。

【自制方法】将上药切细（捣碎），以纱布袋盛之，置于容器中，加入白酒、白糖，密封浸泡21日，去药袋即成。

【宜忌】孕妇忌服。本品处方中的川乌、附子、马钱子毒性较大，需要在用药时加工炮制。

追风活络酒

【药物配比】当归30g，防风30g，麻黄30g，秦艽20g，补骨脂（盐制）20g，独活20g，续断20g，红花20g，羌活10g，天麻20g，川芎20g，血竭20g，乳香20g，没药20g，红曲20g，牛膝10g，木瓜10g，刘寄奴10g，杜仲（盐制）10g，土鳖虫10g，草乌（制）10g，白芷10g，紫草8g，白糖800g，白酒10L。

【功能主治】追风散寒，舒筋活络。用于治疗受风受寒所致之四肢麻木、关节疼痛，及风湿麻痹、伤筋动骨。

【用法用量】口服，每次10~15mL，一日2次。

【自制方法】将上药切细（捣碎），以纱布袋盛之，置于容器中，加入白酒、白糖，密封浸泡21日，去药袋即成。

【宜忌】孕妇忌服。本品处方中的草乌毒性较大，需要在用药时加工炮制。

十七味药酒

【药物配比】牛膝90g，白石英120g，磁石120g，石斛90g，制附子90g，萆薢30g，丹参30g，防风30g，山茱肉30g，黄芪30g，羌活30g，山羊角30g，酸枣仁30g，生地黄60g，肉桂60g，云茯苓60g，杜仲45g，白酒5L。

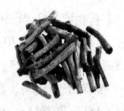

牛膝

【功能主治】风湿痹痛，筋脉挛急，腰脚软弱无力，视听不明。

【用法用量】每日早、晚各1次，每次空腹温饮50mL，边饮边添酒，至味淡为止。

【自制方法】以上17味药研成细末，纱布袋盛，悬于瓷瓶中，用酒浸之，经10日开取。

【宜忌】本品处方中的附子毒性较大，需要在用药时加工炮制。

大风引酒

【药物配比】大豆100g，制附子16g，枳实20g，泽泻20g，陈皮20g，茯苓20g，防风20g，米酒1L。

【功能主治】风湿痛，遍身胀满。

【用法用量】每次服1份，3份为1个疗程。

【自制方法】将后6味药碎细，以纱布袋盛之，置净器中。用米酒1L、水1L煮大豆，煮取1.5L，倒入盛有药袋的容器中，隔水煮沸，密封，浸泡3~5日后，过滤去渣即成。分作3份服用。

【宜忌】本品处方中的附子毒性较大，需要在用药时加工炮制。

木瓜酒速溶散

【药物配比】木瓜36g，桑枝50g，川芎20g，桑寄生35g，天麻15g，当归25g，川续断25g，甘松15g，红花25g，怀牛膝40g，生玉竹60g，制狗脊20g，蔗糖500g，白酒5L。

【功能主治】祛风散寒，活血强筋。用于治疗风寒湿气、筋脉拘急、四肢疼痛。

【用法用量】每袋用白酒500mL溶解，适量饮服，每次不超过20mL。

【自制方法】①原料处理：上述药经过炮制后，各按处方量称取。除红花外，将木瓜等11味药混合打成粗粉，过筛（筛孔直径1厘米）。②渗漉浓缩：上述粗粉，加入红花，充分混匀，用适量白酒湿润，装入渗漉缸中，加入白酒按常规进行渗漉，收集渗漉液，减压回收白酒中的乙醇，至其全部蒸尽，得浸膏。③制粒包装：取上述浸膏，加适量糖粉，充分拌匀，制成颗粒，干燥，并用塑料薄膜袋包装（每袋10g左右）即得。

史国公药酒

【药物配比】川芎25g，甘草80g，青皮（炒）25g，红豆蔻20g，藿香40g，檀香5g，当归30g，山柰20g，苦杏仁400g，香附（醋制）60g，砂仁25g，栀子（姜制）25g，干姜15g，薄荷40g，甘松40g，白芷40g，木香15g，陈皮60g，丁香10g，菊花60g，肉桂20g，高良姜20g，细辛15g，红曲160g，蜂蜜500g，黄酒适量。

【功能主治】散风祛湿，舒筋止痛。用于治疗风寒湿痹之半身不遂、四肢麻木、骨节疼痛。

【用法用量】口服，每次1丸，每日2次，用黄酒60mL浸泡化服。

【自制方法】上药共研为细末，过罗，炼蜜为丸，每丸重5g。

【宜忌】本品处方中的细辛毒性较大，需要在用药时加工炮制。

参茸药酒

【药物配比】当归75g，熟地黄100g，龙眼肉75g，麻黄75g，千年健50g，甘草50g，炒苍术50g，红花50g，草乌（制）50g，牛膝50g，栀子50g，茜草50g，续断50g，独活50g，陈皮50g，穿山龙50g，防己50g，杜仲（炭）50g，川乌（制）50g，木瓜50g，地枫皮50g，紫草50g，人参（去芦）50g，黄芩50g，枳壳50g，没药（醋制）50g，乳香（醋制）50g，防风30g，羌活30g，川芎30g，乌梢蛇30g，砂仁30g，秦艽30g，钩藤30g，马钱子（制）15g，桂枝25g，五加皮25g，鹿茸（去毛）10g，白糖800g，白酒5L。

【功能主治】祛风散寒，舒筋活血。用于治疗肢体麻木、腰腿疼痛、胃脘寒痛之气血虚弱。

【用法用量】口服，每次10~15mL，每日2~3次，温服。

【自制方法】将上药捣为粗末，以纱布袋盛之，置于容器中，加入白酒、白糖，密封浸泡14日，去药袋即成。

【宜忌】孕妇忌服。本品处方中的草乌、川乌、马钱子毒性较大，需要在用药时加工炮制。

天雄独活酒

【药物配比】天雄（炮裂，去皮脐）、附子（炮裂，去皮脐）各50g，防风（去皮）、独活（去芦）、当归（切、焙）、白术各100g，五加皮、川芎、桂枝（去粗皮）、干姜（炮）各100g，无灰清酒10L。

【功能主治】用于治疗寒湿著痹之皮肉不仁，及骨髓疼痛者。

【用法用量】每次温饮一小杯，任量加减，以不醉为度。

【自制方法】上药细碎如麻子大小，以绢袋盛之，用无灰清酒浸，春夏5日，秋冬7日。

【宜忌】本品处方中的附子毒性较大，需要在用药时加工炮制。

鹿角追风酒

【药物配比】川芎30g，桂枝20g，萆薢30g，木瓜60g，红花

60g，当归60g，何首乌30g，茜草60g，独活30g，甘草10g，杜仲60g，续断30g，肉桂30g，补骨脂60g，秦艽30g，草乌（制）30g，茯苓30g，威灵仙60g，陈皮30g，川牛膝30g，鹿角80g，羌活30g，川乌（制）30g，麻黄10g，五加皮60g，苍术30g，白茄根30g，白酒10L。

【功能主治】祛风活血，壮骨强筋。用于治疗风寒湿痹之筋骨疼痛、四肢麻木、腰膝无力。

【用法用量】口服，每次15mL，一日2次。

【自制方法】鹿角研成中粉，余药研成粗粉，混匀，用白酒浸泡5~7日后，以每分钟1~3mL速度渗漉，收集漉液，静置滤过，分装即得。

【宜忌】孕妇忌服。本品处方中的川乌、草乌等毒性较大，需要在用药时加工炮制。

鲁公酒

【药物配比】茵芋、川乌（炮，去皮脐）、羊踯躅、天雄（炮，去皮脐）、防风、石斛（去根）各50g，细辛（去苗）、柏子仁、牛膝（去苗）、甘草（炙）、通草、桂枝（去皮取心）、山茱萸、秦艽（去苗土）、黄芩、茵陈、瞿麦、附子（炮，去皮脐）、杜仲（去皮）、泽泻、王不留行、石楠叶、生地黄、熟地黄各25g，远志（去心）15g，白酒5L。

【功能主治】用于治疗痹证。适用于胸胁肩髀痛，手不上头，不自解衣，腰脊不能俯仰，脚酸不仁，难以久立。

【用法用量】每日3次，每次服30mL，常令酒气相续。

【自制方法】将上药捣为粗末，以纱布袋盛之，置于容器中，加入白酒，密封浸泡10日，即可取饮。

【宜忌】本品处方中的川乌、细辛、附子等毒性较大，需要在用药时加工炮制。

固春药酒

【药物配比】鲜嫩桑枝、大豆黄卷（或用黑大豆也可）、生薏苡仁、极木子（十大功劳黑子者称"极木子"）各200g，金银花、五加皮、木瓜、蚕沙各100g，川黄柏、松子仁各50g，白酒5L，生白蜜200g。

【功能主治】用于治疗风寒湿袭入经络所致四肢痹痛不舒者，俗称"风气病"。不论新久，屡治辄效。

【用法用量】每日饮30~50mL，病轻者服0.5~1L即愈。

【自制方法】以上10味药，纱布袋盛而缝之，以白酒、生白蜜共装坛内，将口封固扎紧，水锅内蒸45分钟取起，置泥地上7日即可取饮。

河间防风酒

【药物配比】防风、当归、赤茯苓、杏仁（去皮尖，炒）各50g，甘草、桂枝各20g，黄芩、秦艽、葛根各20g，麻黄（去节）20g，大枣30枚，生姜100g，白酒1L。

【功能主治】用于治疗行痹走注不定、痛风。

【用法用量】日服2次，每次50mL，温服。

【自制方法】将上药细碎，以水1L、酒1L煎之，余药液1L，去渣即成。

九藤酒

【药物配比】青藤、钩藤、大血藤、丁公藤、桑络藤、菟丝藤、天仙藤各60g，忍冬藤、五味子藤各30g，无灰老酒2L。

【功能主治】手足痹痛。

【用法用量】每日服3次，每次10mL。病在上者，食后及卧后服；病在下者，空腹食前服。

【自制方法】将上药切细碎，以纱布袋盛之，置于容器中，加入白酒，密封浸泡，春秋7日，冬10日，夏5日，即可取饮。

舒筋活络酒

【药物配比】木瓜、当归、红花各45g，桑寄生75g，川续断、独活、甘草、羌活各30g，川牛膝、白术各90g，川芎、防风、蚕沙各60g，玉竹240g，红曲180g，红糖500g，白酒5L。

【功能主治】祛风除湿，舒筋活络。用于治疗风寒湿痹之筋骨疼痛、四肢麻木等症。

【用法用量】每次服20~30mL，每日2次。

【自制方法】将前15味药研成粗粉，另将红糖溶解于白酒中。用红糖酒浸渍药末48小时后，按渗漉法以每分钟1~3mL的速度缓缓渗漉，收集漉液，榨出余液，混匀，静置滤过即成。

风湿痛酒

【药物配比】防风、秦艽、鳖甲、晚蚕蛾、牛胫骨、牛膝各21g，羌活9g，当归36g，油松节30g，萆薢30g，枸杞子45g，茄根36g，苍耳子36g，白酒5L。

【功能主治】强肾祛风。用于治疗肝肾不足、风湿入络之风湿疼痛。

【用法用量】随性饮之，勿令醉。

【自制方法】将上药细碎，置净器中，以白酒密封浸泡1日，隔水煮20分钟，埋入土中1宿，即成。

三两半药酒

【药物配比】当归100g、炙黄芪100g、牛膝100g、防风50g、白酒2.5L。

【功能主治】益气活血，祛风通络。适用于气血不和、感受风湿所致的痹病，症见四肢疼痛、筋脉拘挛。

【用法用量】口服，一次30~60mL，每日3次。

【自制方法】将上切细，以纱布袋盛之，置于容器中，加入白酒，密封浸泡7日，去药袋即成。

九味薏仁酒

【药物配比】薏苡仁60g，牛膝60g，海桐皮30g，五加皮30g，独活30g，防风30g，杜仲30g，熟地黄50g，白术20g，白酒2L。

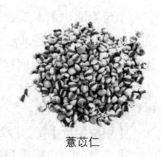

薏苡仁

【功能主治】用于治疗脚痹痛。

【用法用量】每日3次，每次饭前温服15~20mL。

【自制方法】以上9味药共碎细，用纱布袋包之，置于净器中，用酒浸之，春夏3日、秋冬7日后开取，去渣备用。

茵芋薏苡酒

【药物配比】茵芋、白及、薏苡仁、赤芍、桂心、牛膝（去苗）、酸枣仁（微炒）各50g，干姜（炮制）50g，附子（炮制，去皮脐）100g，甘草（微炙赤）50g，白酒5L。

【功能主治】用于治疗肝脏风，症见筋脉拘挛，不可屈伸。

【用法用量】每次温服100mL，每日1次，不拘时候。

【自制方法】将上药细碎，以纱布袋盛之，置于容器中，加入白酒，密封浸泡7日，去药袋即成。

【宜忌】本品处方中的附子毒性较大，需要在用药时加工炮制。

牛膝酒

【药物配比】牛膝（去苗）125g，秦艽（去土）125g，薏苡仁（炒）90g，天冬（去心）125g，细辛（去苗叶，炒）、附子（炮裂，去皮脐）、巴戟天（去心）、石楠叶（酒醋微炙）各50g，桂心（去粗皮）50g，独活（去芦头）150g，杜仲（去粗皮，炙）50g，五加皮（去粗皮）125g，白酒7.5L。

【功能主治】用于治疗脾中风，症见手臂不收，行步脚弱，屈伸挛急，痿痹不仁。

【用法用量】初次服20mL，渐加至30~40mL，日3服，夜服1次。

【自制方法】将上药细碎，以纱布袋盛之，置于容器中，加入白酒，密封浸泡，冬10日，春7日，秋5日，夏3日，去药袋即成。

【宜忌】本品处方中的细辛毒性较大，需要在用药时加工炮制。

花蛇酒

【药物配比】白花蛇1条（干品）约250g，糯米5kg，酒曲500g。

【功能主治】治诸风，症见顽痹瘫缓，挛急疼痛。

【用法用量】每次服150mL，每日3次。

【自制方法】白花蛇以纱布袋盛之，置于容器底部。将糯米蒸熟，和入酒曲，投入容器中，均匀覆盖药袋，如常法酿酒，经21日滤渣，取酒即成。

松叶独活酒

【药物配比】松叶500g，独活500g，麻黄（去节）500g，白酒10L。

【功能主治】除一切风邪引起的两脚酸痛、挛急或无力，疼闷顽痹，不能久立，手举不上头，腰背强直。

【用法用量】每次温饮30~50mL，每日3次。

【自制方法】将上药细碎，以纱布袋盛之，置于容器中，加入白酒，密封浸泡，冬10日，春秋7日，夏5日，去药袋即成。

松根酒

【药物配比】松根渗液500mL，糯米5kg，酒曲500g。

【功能主治】壮筋骨。用于治疗风痹之手足不利。

【用法用量】每次服100mL，每日3次。

【自制方法】于10年以上老松下掘坑，割开根皮，下置一瓮，1日1夜得松根渗液500mL。将糯米蒸熟，和入酒曲、松根渗液，投入容器中，如常法酿酒，经21日滤渣，取酒即成。

白蔹薏苡酒

【药物配比】白蔹、薏苡仁、芍药、桂心、牛膝、酸枣仁、干姜、甘草各60g，附子3枚，醇酒4L。

【功能主治】用于治疗风痹之手足拘挛不可屈伸。

【用法用量】每次服50mL，每日3次。

【自制方法】以上9味药细碎，以纱布袋盛之，用醇酒渍1宿，再以文火煎3沸，置阴凉处4日，即可饮用。

【宜忌】本品处方中的附子毒性较大，需要在用药时加工炮制。

仙人杖浸酒

【药物配比】仙人杖（刮去上皮）700g，白酒4L。

【功能主治】用于治疗脚膝痿弱、久积风毒上冲肩膊胸背疼痛，及妇人产后中风。

【用法用量】每日服100~150mL，不拘时，温服。

【自制方法】上药切碎，以纱布袋盛之，用醇酒浸7日即成。

乌膝酒

【药物配比】制川乌10g，制草乌10g，山豆根10g，金牛草10g，川牛膝10g，白酒500mL。

【功能主治】用于治疗中风所致周身麻木。

【用法用量】每日2次，早、晚各服50mL。

【自制方法】上药泡酒中，过7日后服。

【宜忌】本品处方中的川乌、草乌毒性较大，需要在用药时加工炮制。

百灵藤酒

【药物配比】百灵藤2.5kg，糯米5kg，酒曲500g。

【功能主治】治诸风麻木疼痛。

【用法用量】日服3次，每次150mL，温服，以汗出为效。

【自制方法】将百灵藤切细，加水5L，煎取汁1.5L。取糯米1.5kg蒸熟，和入酒曲，煎汁，如常法酿酒。经3~5日，再蒸糯米3.5kg，候冷投之，拌匀，如常法酿14日，滤渣即成。

五粒松叶浸酒

【药物配比】五粒松叶（10月初采）150g，麻黄（去根节）150g，防风（去芦头）150g，天雄（炮裂，去皮脐）50g，独活150g，秦艽（去苗）100g，肉桂（去皱皮）150g，牛膝（去苗）200g，生地黄100g，白酒7.5L。

【功能主治】治诸风痹。

【用法用量】每次温服50mL，每日3次。

【自制方法】将上药细碎，以纱布袋盛之，置于容器中，加入白酒，密封浸泡，冬10日，春秋7日，夏5日，去药袋即成。

【宜忌】服药期间忌毒滑、动风之物。

独活石楠酒

【药物配比】独活200g，石楠200g，防风150g，茵芋100g，附子（去皮）100g，川乌（去皮脐）100g，天雄（去皮）100g，白酒4L。

【功能主治】主治八风十二痹。

【用法用量】饭前服，日服3次，每次50mL，以不醉为度。

【自制方法】上7味药碎细，以酒浸6日即成。

【宜忌】本品处方中的附子、川乌毒性较大，需要在用药时加工炮制。

神应酒

【药物配比】丁公藤40g，当归50g，独活50g，羌活50g，防风50g，白芷50g，桂枝50g，麻黄50g，川芎40g，黄酒1L，白酒3L。

【功能主治】疏风化湿，活血通络。用于治疗风湿骨痛、关节酸痛。

【用法用量】口服，每次15~30mL，每日2次。

【自制方法】丁公藤切细，用黄酒浸泡，夏季15日，冬季30日。其余药物粉碎成粗末，用白酒浸泡1日后，用渗漉法以每分钟5mL的速度渗漉，收集漉液，与丁公藤浸液合并，搅匀，静置沉淀7~10日，滤取上清液，装瓶密封，置阴凉干燥处备用。

【宜忌】孕妇忌服。体质虚弱多汗者慎用。

双枝浸酒

【药物配比】花桑枝150g，垂柳枝150g，槐枝150g，羌活50g，牛膝（去苗）50g，黑豆（炒熟）150g，附子（炮裂，去皮脐）50g，桂心50g，生地黄、熟地黄各50g，白酒5L。

【功能主治】治诸风痹。

【用法用量】每日饭前、饭后各饮20~30mL，温服，每日4次，令酒气相继，不可过量。

【自制方法】将上药细碎，以纱布袋盛之，置于容器中，加入白酒，密封浸泡7日即成。

【宜忌】服药期间忌生冷、鱼、猪肉。本处方中的附子毒性较大，需要在用药时加工炮制。

乌鸡酿酒

【药物配比】乌鸡半只约750g，羌活75g，桂心50g，牛膝（去苗）100g，附子（炮裂，去皮脐）75g，防风（去芦头）50g，草薢75g，生地黄、熟地黄各50g，乌蛇（酒浸，去皮骨，炙微黄）150g，独活125g，石斛（去根）75g，牛胫骨（涂酥，炙微黄）125g，当归50g，海桐皮125g，丹参100g，白胶香50g，地骨皮50g，五加皮50g，百灵藤50g，松节50g，酒曲750g，糯米7.5kg。

【功能主治】治诸风痹。

【用法用量】每次服30~50mL，每日3次，不拘时候。

【自制方法】乌鸡先以笼养，喂以火麻仁250g，7日后用鸡，去毛及肠杂，净洗拭干，将肉剁碎，毛烧灰，亦同酿酒。将上药细碎和匀，以水10L煎取5L，与酒曲、糯米如常法酿酒，候21日滤渣即成。

【宜忌】服药期间忌生冷、毒滑、动风之物。本品处方中的附子毒性较大，需要在用药时加工炮制。

凤仙酒

【药物配比】白凤仙花120g，白酒2L。

【功能主治】治痛风，症见游走性疼痛。

【用法用量】随量饮服，每日3次。

【自制方法】将上药细碎，以纱布袋盛之，置于容器中，加入白酒，密封浸泡7日，即成。

楠藤酒

【药物配比】石楠藤1kg，曲200g，糯米5kg。

【功能主治】治风虚，逐冷气，除痹痛，强腰脚。

【用法用量】适量饮服，每日3次。

【自制方法】石楠藤切细煎汁，同曲、米如常法酿酒。

花蛇三七酒

【药物配比】金钱白花蛇1条，滇三七、大红参、木瓜各10g，羌活、独活各8g，嫩桂枝3g，北枸杞12g，米酒1L。

【功能主治】通经活络，强筋壮骨，可透达关节。用于治疗多发性神经炎。

【用法用量】每日服3次，每次20~30mL，可酌量加减。

【自制方法】先将白花蛇用米酒浸软，取下竹支架，然后与方中诸药一起放入干净玻璃瓶内，再倒入米酒，将瓶口盖严，泡10日即可服用。

云南白药酒

【药物配比】云南白药粉40g，50~60度白酒500mL。

【功能主治】养血通脉，活血祛瘀。用于治疗末梢神经炎。

【用法用量】将患肢泡蘸药酒，并反复揉搓，以肌肤发热为度。每日2次，每次30分钟。在一日内阳气最盛之午时与阴气最盛之子时进行治疗，15日为1个疗程。500mL药酒可用1个疗程。

【自制方法】取50~60度白酒500mL，投入云南白药粉40g，放置1昼夜后即可使用。

中风后遗症

槟榔药酒

【药物配比】当归、白芍（炒）、生地黄、牛膝、秦艽、木瓜、黄柏（盐炒）、杜仲（姜炒）、防风、陈皮各30g，川芎、羌活、独活各25g，白芷30g，槟榔18g，肉桂、炙甘草各10g，油松节15g，酒1.5L。

加减：久痛者，可加西藏塞隆骨（酥炙）25g、苍术（炒）30g。

【功能主治】用于治疗中风瘫痪之腿痛、手足麻痹不能移动者。

【用法用量】早、晚各1次，随量饮用。

【自制方法】将上药细碎，以纱布袋盛之，置于容器中，加入白酒密封，上火煮1小时，去渣备用。

二圣酒

【药物配比】雄黑豆30g，皂角刺30g，无灰酒1L。

【功能主治】用于治疗中风，昏厥不省人事，喉间痰涎壅盛。

【用法用量】喂服，每次50mL，日服3次。温服，以汗出为度。

【自制方法】将上药细碎，用无灰酒1L，煎至500mL，去滓即成。

黑豆浸酒

【药物配比】黑豆60g，白酒500mL。

【功能主治】用于治疗中风后手足不遂、脚气痹弱、头目眩冒、筋急、腰胁疼痛。

【用法用量】空腹及临卧时饮，每次饮20~30mL，日服4次。

【自制方法】将黑豆及白酒同入瓶中，密封，用灶灰火煨之，令常热，约至酒减半时，去豆取酒即成。

豆淋酒

【药物配比】黑豆100g，白酒500mL。

【功能主治】破血祛风。用于治疗男子中风口歪，阴毒腹痛，及小便尿血。

【用法用量】每次温饮30~40mL，每日3次。

【自制方法】将黑豆炒焦，以酒淋之即成；或黑豆炒半熟，粗捣、筛、蒸，放入盆中，以酒淋之，去滓即成。

九制豨莶草药酒

【药物配比】豨莶草（九制）720g，防己110g，海风藤130g，苍术130g，千年健130g，陈皮130g，油松节130g，威灵仙130g，杜仲130g，伸筋草130g，当归130g，川牛膝130g，桑寄生130g，续断130g，熟地黄130g，防风130g，茜草130g，白术130g，秦艽130g，狗脊130g，木瓜130g，地枫皮80g，玉竹130g，独活80g，乳香（醋制）80g，川芎80g，没药（醋制）80g，麻黄20g，红花80g，肉桂60g，红糖500g，白酒7.5kg。

【功能主治】活血补肾，祛风除痹。用于治疗中风后手足无力，口眼歪斜，语言謇涩。

【用法用量】口服，每次30~60mL，每日2次，温服。

【自制方法】将所有药材一同放入酒瓮中，加入白酒，密封浸泡1个月，滤取上清液。将红糖用少量白酒加热溶化，和入药酒坛内，静置10日即可。

白术菊花酒

【药物配比】白术（切）、地骨皮、蔓荆子各250g，菊花150g，酒曲500g，糯米（煮熟）5kg。

【功能主治】补心志，定气。用于治疗中风后心虚寒，厉风损心，气性反常，手足不遂，语音沉涩。

【用法用量】随量饮之，常取半醉，勿令醉吐。

【自制方法】将以上4味药细碎，以水5L，煮取2.5L，去滓，澄清取汁，和入米、曲，如常法酿酒，候21日去糟滤取清酒，收贮于瓷器中。

万应愈风酒

【药物配比】金毛狗脊（炙，去毛）、川牛膝、海风藤、广木香、川桂、左秦艽、熟地黄、补骨脂、川杜仲、千年健、追地风、红花、枸杞子、肥玉竹、西羌活、独活、制川乌、肉桂、黄芪、党参、明天麻、广陈皮、女贞子、淡附子各30g，威灵仙、全当归、油松节、野桑枝（切）各120g，红曲15g，大枣250g，龙眼肉60g，白蜜240g，砂糖250g，鹿角胶（炖）60g，陈酒2.5L，白酒10L。

【功能主治】专治半身不遂，口眼歪斜。无论男女老少，一切远近风症，均可服此药酒。

【用法用量】随量饮服，每日3~4次。

【自制方法】将上药细碎，装入纱布袋内，先用陈酒将药袋炖透，再合白酒共装入坛内，封固，待半月后取用。

【宜忌】本品处方中的川乌、附子毒性较大，需要在用药时加工炮制。

牛膝秦艽药酒

【药物配比】牛膝（洗净，细切）、秦艽（去裂纹）、桔梗（去芦）、防风（去芦）、羌活（去芦）、晚蚕沙（洗净，炒）各30g，枸杞子100g，牛蒡子100g，牛蒡根（去粗皮，细切）120g，火麻仁（洗净）150g，苍术（洗净，去粗皮）120g，糯米酒4L。

加减：病深数年者可加天麻100g、枳壳30g、当归50g、地黄30g，同上药一起浸酒，能除根。病程短者不便加之，切记。

【功能主治】主治半身不遂、四肢不能伸展、长期卧床之病患。

【用法用量】每次30~50mL，空腹温服，日服3次。

【自制方法】上药为末，纳入内外有釉的坛子内，加入糯米酒，封口，以文火蒸之约1小时，离火封7日开取。开取时勿令面目接近坛口，防止药气犯人眼目。

【宜忌】忌面食、鱼、牛、羊3个月。

天麻二蛇酒

【药物配比】天麻、骨碎补、龙骨、乌蛇（酒浸，去皮骨，炙）、白花蛇（酒浸，去皮骨，炙）、牛蒡子（焙）、羌活（去芦）、独活（去芦）、牛膝（酒浸，焙）、熟地黄、生地黄（焙）各25g，松节（捣细）、败龟板（醋炙）、川芎、当归（焙）各50g，火麻仁、茄子根（焙）、原蚕沙（炒）各100g，附子（炮裂，去皮脐）1枚，白酒4L。

【功能主治】用于治疗瘫痪风，不计深浅，久在床枕者。

【用法用量】每次温服30~50mL，日服3次，不拘时。

【自制方法】将上药细碎如麻子大，以纱布袋盛之，置于容器中，加入白酒，密封，春夏3日，秋冬7日，即成。

【宜忌】本品处方中的附子毒性较大，需要在用药时加工炮制。

仙灵天麻酒

【药物配比】淫羊藿、天麻、独活、天雄（炮裂，去皮脐）、牛膝（去苗）、五加皮、川芎、茵芋、萆薢、狗脊、海桐皮、牛蒡子、苍耳子、川椒（去目及闭口者，微炒出汗）各50g，牛胫骨（涂酥，炙黄）150g，桂心、当归、石斛（去根）各75g，醇酒4L。

【功能主治】中风之半身不遂，肢节疼痛无力。

【用法用量】每日不计时候，温饮20~30mL，日服3~5次，常令酒气相续。其酒出一盏，加入新酒一盏，至药味薄即止。

【自制方法】将上药细碎如麻子大，以纱布袋盛之，置于容器中，加入醇酒，密封，春夏3日，秋冬7日，即可取饮。

神仙酒

【药物配比】牛膝（洗净，切）50g，秦艽（洗净，切）、桔梗（洗净，切）各15g，蚕沙（炒）、羌活（洗净，切）、防风（洗净，切）、人参（拣净，切）、马尾当归（洗净，切）各100g，牛蒡子（洗净，炒）、枸杞子（洗净，炒）、火麻仁（洗净，炒）各25g，苍术（洗净，蒸）100g，无灰清酒4L。

【功能主治】治诸中风之半身不遂、腰脚缓弱、手臂顽麻、左瘫右痪等症。

【用法用量】每次空腹温服20~30mL，每日3次。

【自制方法】将上药细碎如麻子大，以纱布袋盛之，置于容器中，加入无灰清酒，密封，春夏7日，秋冬10日，即成。

地黄附子酒

【药物配比】附子、茵芋、羌活各50g，熟地黄、生地黄各200g，防风、川芎各50g，石斛100g，丹参125g，牛蒡根125g，火麻仁60g，杜仲、牛膝、桂枝各50g，无灰酒3L。

【功能主治】主治中风之语言不利、脚膝无力、大便多秘、风在肝脾者。

【用法用量】每日饭前空腹饮20~30mL，每日3~5次，常令有醉意，勿至呕吐为度。

【自制方法】将上药细碎，以纱布袋盛之，置于容器中，加入无灰酒，密封，春夏7日，秋冬10日，即成。

【宜忌】本品处方中的附子毒性较大，需要在用药时加工炮制。

全蝎酒

【药物配比】白附子30g，僵蚕30g，全蝎30g，醇酒250mL。

【功能主治】用于治疗中风之口眼歪斜，口目妄动。

【用法用量】每次饮10mL，每日3次，不拘时，常使有酒力。

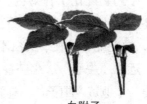

白附子

【自制方法】以上3味药碎细，用醇酒浸入瓶中，经3日后开取。

【宜忌】本品处方中的附子毒性较大，需要在用药时加工炮制。

驴头酒

【药物配比】乌驴头1只约5kg，酒曲500g，糯米6kg。

【功能主治】益精，养血，祛风。主治中风之手足瘫缓，全身动摇。

【用法用量】每次服50~100mL，每日3次。

【自制方法】将乌驴头洗净剁碎，加水10L煮熟，取汁5L浸米、曲，如常法酿酒，候熟去渣取汁，装瓶备用。

杏仁酒

【药物配比】苦杏仁1kg，麦曲300g，糯米3kg。

【功能主治】用于治疗中风之四肢弛缓不收，失音不语。

【用法用量】每次50mL，不拘时饮，常令酒气相续，以不醉吐为度。

【自制方法】先取杏仁研烂，加水2L，随研随绞取汁，至汁绞尽，取汁1.5L和米、曲，如常法酿酒，候熟去渣取汁，装瓶备用。

【宜忌】过量服用苦杏仁汁会发生中毒，出现眩晕、心悸、头疼、恶心呕吐，应立即停服，取杏树皮或杏树根煎剂可解毒。昏迷、紫绀等危重症状者，应立即送医。

追风仙酒

【药物配比】甘菊花、防风（去芦头）、羌活、杜仲、牡蛎、瓜蒌根、牡丹皮、紫菀、石菖蒲、人参、白蒺藜、牛蒡子、枸杞子各25g，白花蛇、桔梗、吴白术、山茱萸、白茯苓、晚蚕沙（炒）、黄桂、远志（去心）、牛膝各12.5g，牛胫骨（涂酥，炙）、牛蒡根、干姜、生地黄、柏子仁、狗脊（去毛，焙）、天雄（去皮，炮）、草薢、蛇床子、黑附子、肉苁蓉、菟丝子、续断、芍药（去皮）、石斛各15g，无灰酒4L。

【功能主治】用于治疗中风之半身不遂、语言不利、口眼歪斜、骨节疼痛、四肢浮肿、眼目昏暗等症。

【用法用量】早晨、临午、临睡三时，各冷饮30~50mL。久病者服不过1月，新病者10日，轻者5日见效。

【自制方法】将上药细碎，以纱布袋盛之，置于容器中，加入无灰酒，密封，春夏浸27日，秋冬浸37日，即可取饮。

【宜忌】本品处方中的附子毒性较大，需要在用药时加工炮制。

消梨竹沥酒

【药物配比】消梨（绞取汁）3个，竹沥100mL，薄荷汁100mL，生姜汁100mL，白酒100mL。

【功能主治】用于治疗中风之口噤不开，心膈壅闭。

【用法用量】分3次温服，不计时候，撬开口灌之。

【自制方法】将上药相和，煎3沸即成。

蓖麻酒

【药物配比】蓖麻子油60g，白酒2L。

【功能主治】用于治疗风瘫之肢体不收，失音不语。

【用法用量】空腹服，每次50mL，每日2次。

【自制方法】上药以铜器盛之，加入白酒，浸1日，煮熟即成。

【宜忌】孕妇及脾胃虚弱、大便溏薄者忌服。

石斛枸杞酒

【药物配比】石斛（去根）120g，黄芪（炙）75g，丹参（微炒）50g，牛膝（去苗）150g，生姜150g，人参75g，杜仲（去粗皮，切细，炒）、五味子、白茯苓（去黑皮）、山茱萸、山芋、草薢（微炒）各100g，枸杞子（微炒）90g，防风（去叉）75g，细辛（去黄叶，炒）50g，薏苡仁（炒）30g，天冬（去心，焙）150g，白酒10L。

【功能主治】补虚劳，益气力，利关节，坚筋骨。用于治疗肾中风之腰脚痹弱及头面游风。

【用法用量】初次温服30mL，白天3次，夜晚1次，逐渐加到60~70mL，常令有酒气，不至大醉。

【自制方法】将上药细碎如麻子，置于容器中，加入白酒，密封浸泡7日后取用。

【宜忌】本品处方中的细辛毒性较大，需要在用药时加工炮制。

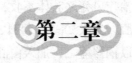

外科用酒类

跌打损伤

化瘀止痛酒

【药物配比】牡丹皮30g，肉桂30g，桃仁30g，生地黄汁250mL，白酒500mL。

【功能主治】通经化瘀，止痛。用于治疗跌打损伤，瘀血在腹。

【用法用量】每日3次，每次10~20mL，空腹温饮。

【自制方法】将桃仁、牡丹皮、肉桂共捣为细末，与生地黄汁和酒同煎45分钟，取下候冷，过滤去渣，收储备用。

【宜忌】孕妇忌饮此酒。

岩藤风湿酒

【药物配比】岩陀17g，清风藤17g，五香血藤17g，透骨草13g，玉带草3g，大枣35g，白酒1.5L。

【功能主治】祛风利湿，舒筋活络。用于跌打损伤、风湿性关节炎。

【用法用量】每日2次，每次服10~15mL。亦可外用，擦痛处。

【自制方法】将药捣碎，置净器中，用白酒1L浸泡10日，滤取浸液，药渣继续用白酒500mL浸泡5日，滤取浸液，合并两次滤液，混匀备用。

石松浸酒

【药物配比】石松100g，白酒1L。

【功能主治】祛风散寒，舒筋活络，除湿祛积。用于治疗风寒湿痹、跌打损伤。

【用法用量】每日1次，每次饮30~50mL。

【自制方法】取石松，拣净杂质，筛去灰屑，切段，置入净器中，加入白酒浸泡，封口，14日后开启，过滤后即可饮用。

苏木行瘀酒

【药物配比】苏木70g，白酒500mL。

【功能主治】行血祛瘀，止痛消肿。用于治疗跌打损伤之肿痛。

【用法用量】每日3次，每次饮1份，空腹温饮。

【自制方法】将苏木捣成碎末，与水、酒各500mL同置于锅中，中火煎取500mL，候温，过滤去渣，分作3份。

【宜忌】孕妇忌饮此酒。

复方红花药酒

【药物配比】红花100g，当归50g，赤芍50g，肉桂50g，低度白酒1.5L。

【功能主治】活血祛瘀，温经通络。用于治疗跌打扭伤，兼治经闭腹痛。

【用法用量】每日3~4次，每次服10~20mL。也可外用涂擦跌打扭伤未破之患处。

【自制方法】将药干燥捣为粗末，用低度白酒1L，与药一起置净器中浸泡10~15日，密封，开启后过滤，补充一些白酒续浸药渣，密封，3~5日后开启，滤过，添加酒至1L，装瓶备用。

复方红花苏木酒

【药物配比】红花150g，苏木750g，两面针（皮）750g，50度白酒2.5L，高粱酒2.5L。

【功能主治】活血祛瘀，消肿止痛。用于治疗跌打损伤引起的瘀血肿痛。

【用法用量】每日2次，每次20~30mL。外用适量，擦患部至有灼热感为佳。

【自制方法】将上药细碎，置于容器中，加入白酒、高粱酒，密封浸泡15日后开启，滤过去渣，装瓶备用。

【宜忌】孕妇、有内出血者忌服。

桃仁生地酒

【药物配比】桃仁30g，生地黄汁500mL，白酒500mL。

【功能主治】疏通脉络，活血祛瘀。用于治疗跌仆损伤经脉。

【用法用量】每次温饮10~15mL，不拘时服，每日3次。

【自制方法】先将桃仁去皮尖，捣成膏状，备用。再将生地黄汁与白酒入锅中煮煎令沸，下桃仁膏再煎数沸，候温，过滤去渣备用。

【宜忌】孕妇忌饮此酒。

穿山龙药酒

【药物配比】穿山龙200g，白酒1.5L。

【功能主治】舒筋，活血，止痛。用于治疗跌打损伤，扭腰岔气，风湿症等。

【用法用量】每日2次，每次服30mL。

【自制方法】将穿山龙洗净，切成片，用白纱布袋盛之，置净器中，加白酒浸泡，密封，15日后开启，滤过，室温下静置48小时，再过滤，装瓶备用。

续筋接骨酒

【药物配比】透骨草10g，大黄10g，当归10g，白芍药10g，牡丹皮6g，生地黄15g，蝼蛄10个，鼠妇30个，红花10g，自然铜末3g，白酒350mL。

【功能主治】接骨续筋，止痛。用于治疗跌伤、打伤。

【用法用量】每日用1份药酒送服自然铜末1g。

【自制方法】以上10味药，除自然铜外，均捣为粗末，用白酒350mL煎取一半，候温，过滤去渣，分作3份。

【宜忌】孕妇忌饮此酒。

三根跌打风湿酒

【药物配比】勒党根46g，小棵蔷薇壮根46g，花椒根24g，三花酒（50度）500mL。

【功能主治】散风祛湿，活血止痛。用于治疗急性扭挫伤、风湿性关节炎、腰部劳损。

【用法用量】急性扭挫伤：口服，首次100mL，以后每次饮50mL，每日2次。同时适量外擦。风湿性关节痛、腰部劳损：晚睡时服100mL，或每日2次，每次50mL，20日为1个疗程，病重者可连服1~2个疗程。出现咽喉燥热，停药数日后可继续服用。

【自制方法】将药洗净，捣碎，置净器中，入酒浸渍，密封，15日后开启，滤过澄清，装瓶备用。

跌打损伤酒

【药物配比】柴胡12g，续断6g，当归12g，马钱子（去毛）6g，川芎12g，骨碎补（去毛）6g，黄芩6g，红花4g，桃仁6g，三棱4g，五灵脂6g，乳香（醋制）3g，赤芍6g，苏木6g，白酒1L（65度）。

【功能主治】舒筋活血，消肿止痛。用于治疗跌打损伤之瘀血凝滞，肿痛不消，筋络不舒。

【用法用量】每日2次，每次服30~60mL。也可外用涂擦患处。

【自制方法】将上药共研为粗末，混匀，装入纱布袋内，与白酒共入罐内，密封浸泡，30日后开启，去掉药袋，澄清滤过，装瓶备用。

【宜忌】本品处方中的马钱子毒性较大，需要在用药时加工炮制。

外伤擦剂

【药物配比】制川乌、制草乌、生南星、生半夏、川红花、川芎、当归尾各15g，桃仁、白芷、木瓜、乳香、没药、威灵仙各20g，川椒12g，肉桂10g，泽兰15g，樟脑粉20g，冬青油15mL，75％乙醇1.5L。

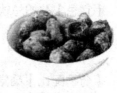
生半夏

【功能主治】活血散瘀，消肿止痛。适用于跌打损伤，筋肉肿痛。

【用法用量】外用。每次取此药酒适量涂擦患处，日涂擦3~4次。

【自制方法】将前16味药共研为粗末，置容器中，加入75％乙醇，密封，浸泡1个月后开封，再加入樟脑粉、冬青油搅拌溶化，贮瓶备用。

【宜忌】本品处方中的川乌、草乌毒性较大，需要在用药时加工炮制。

活血酒

【药物配比】当归、川芎各15g，白芷、桃仁、红花、牡丹皮、乳香、没药各9g，泽泻12g，苏木12g，白酒1.5~2L。

【功能主治】活血止痛，逐瘀消肿。适用于跌打损伤。

【用法用量】每次服10~15mL，每日3次。

【自制方法】将前10味捣为粗末，置容器中，加入白酒，密封，浸泡7日后，过滤去渣即成。

追风活络酒

【药物配比】红曲、紫草、独活、红花、天麻、补骨脂（盐制）、血竭、川芎、乳香、没药、秦艽各20g，当归、防风各30g，木瓜、杜仲（盐制）、牛膝、北刘寄奴、制草乌、土鳖虫、白芷各10g，麻黄30g，白糖800g，白酒2.5L。

【功能主治】追风散寒，舒筋活络。适用于受风受寒，四肢麻木，关节疼痛，风湿麻痹，伤筋动骨等症。

【用法用量】口服，每次10~15mL，每日2次。

【自制方法】将前21味药，除红曲、紫草外，血竭、乳香、没药共研成细末，过筛混匀，余16味酌予碎断。上各药与白酒、白糖同置罐内，隔水加热煮沸后，再入缸中，密封浸泡30日后，滤取酒液，残渣压榨后回收残液中的酒液，合并滤过，贮瓶备用。

【宜忌】孕妇忌服。本品处方中的草乌毒性较大，需要在用药时加工炮制。

跌打风湿药酒

【药物配比】五加皮50g，红花、生地黄、当归、怀牛膝、栀子、泽兰各40g，骨碎补、宽筋藤、千斤拔、树参、羊耳菊、海风藤各80g，细辛、桂枝、陈皮、苍术、木香各30g，茯苓、甘草各50g，九里香、清风藤各160g，麻黄20g，白酒5L。

【功能主治】祛风除湿，活血散瘀。适用于跌打损伤，风湿骨痛，风寒湿痹，积瘀肿痛等。

【用法用量】口服，每次服15mL，每日2次。亦可外用，涂擦患处。

【自制方法】将前23味药捣为粗末，置容器中，加入白酒，密封，浸泡30日后，过滤去渣即得。

【宜忌】本品处方中的细辛毒性较大，需要在用药时加工炮制。

复方红花酊

【药物配比】乳香、没药各27g，五加皮、川乌、草乌、川红花、木通、伸筋草、桃仁、威灵仙、当归、川续断各63g，40%乙醇400mL。

【功能主治】散瘀消肿。适用于跌打损伤。

【用法用量】外用，取此药酒揉擦患处，日擦1~2次。

【自制方法】将前12味捣碎，置容器中，分2次加入40%乙醇，密封，浸泡，第1次用乙醇200mL浸泡4日，过滤；第2次药渣用乙醇200mL浸泡3日，过滤。合并两次滤液，静置即得。

【宜忌】本品处方中的川乌、草乌毒性较大，需要在用药时加工炮制。

三皮药酒

【药物配比】紫荆皮、牡丹皮、五加皮、郁金、川乌、川芎、延胡索各30g，肉桂、木香、乳香（去油）、羊踯躅（去油）、羌活各15g，白酒500mL。

【功能主治】调气和血，止痛。主治跌打损伤，疼痛不已。

【用法用量】口服，不拘时饮，随量服之，勿醉。

【自制方法】将前12味洗净，切碎，置容器中，加入白酒，密封，隔水煮约1小时，候冷，过滤去渣即成。

【宜忌】本处方中的川乌毒性较大，需要在用药时加工炮制。

闪挫止痛酒

【药物配比】当归6g，川芎3g，红花1.8g，茜草、威灵仙各1.5g，白酒100mL。

【功能主治】适用于闪挫伤，包括皮下组织、肌肉、肌腱、筋膜、关节囊、韧带（腱鞘、滑液囊、椎间盘纤维环、关节软骨盘）、血管、周围神经等组织，受伤后发生肿胀、疼痛、功能活动障碍等现象。

【用法用量】口服，以不醉为度，其渣外用敷伤处。

【自制方法】将上药加白酒100mL，煎取50mL即成。

保将酒

【药物配比】当归60g，川芎、苏木、木瓜、桑枝、鹿角各24g，红花、黄芪、桑寄生、熟地黄、桃仁、赤芍、透骨草、白术各30g，乳香、没药、白芷、川续断、补骨脂、太子参各15g，桂枝、川郁金、木香各9g，白酒2.5L。

【功能主治】活血散瘀，消肿止痛。用于治疗跌伤剧痛。

【用法用量】每日3次，每次10~20mL，喝完立饮温开水1杯，卧床而睡，一日可愈。痛处未破者，可取药酒涂患处。

【自制方法】将上药细碎，置于容器中，加入白酒，密封浸泡，每日摇1次，35日后开启，滤过去渣，装瓶备用。

肿痛灵药酒

【药物配比】透骨草30g，乳香、没药、泽兰、艾叶各15g，60度白酒500mL。

【功能主治】行血消肿，温经通络。主治软组织损伤。

【用法用量】取大小适宜的敷料浸透药液，贴敷于患处，外用绷带包扎，并用热水袋敷受伤局部，每日更换1次，7日为1个疗程。

【自制方法】上药浸于60度白酒中，浸泡2~3日，滤贮药液备用。

【宜忌】皮肤破损者，须待伤口愈合后再行此法。

外用扭伤药酒

【药物配比】肉桂24g，红花24g，川乌36g，草乌36g，苏梗

60g，防风36g，麻黄60g，木香36g，白附子60g，乳香36g，伸筋草60g，没药36g，台乌36g，海风藤60g，木通36g，威灵仙60g，当归50g，蔓荆子60g，五加皮40g，荆芥36g，土牛膝60g，川芎50g，白酒1L。

【功能主治】活血散瘀，行气止痛。用于治疗跌打损伤。

【用法用量】外用，取适量涂擦患处，每日3~4次，每次以皮肤有灼热感为度。

【自制方法】将上药混匀，用白酒分两次浸泡。第一次以淹过药面少许为度，7日过后过滤；所余白酒全部加入药渣内浸泡3日以上，过滤。合并两次滤液，混匀即成。

【宜忌】本品处方中的川乌、草乌、附子毒性较大，需要在用药时加工炮制。

红花浸酒

【药物配比】红花（辽宁红花）50g，凤仙花50g，白矾10g，60度白酒1L。

【功能主治】消肿止痛。用于治疗跌打损伤。

【用法用量】用纱布浸于药酒中20分钟取出，敷于肿胀部位，若纱布浸液干时，可随时往纱布敷料上涂红花浸酒，以保持湿润。隔日或一日1次。

【自制方法】将上药加60度白酒浸泡24小时，过滤备用。

大力药酒

【药物配比】紫丹参30g，当归尾10g，红花20g，白芷20g，川乌（制）20g，没药30g，乳香30g，大黄30g，白芍（炒）30g，骨碎补（炒）30g，脆蛇30g，青皮（炒）20g，续断（炒）40g，三棱40g，莪术40g，生地黄60g，三七60g，五加皮60g，牛膝60g，自然铜（煅）40g，土鳖虫120g，茜草160g，白酒5L。

【功能主治】舒筋活血，祛风除湿，止痛。用于治疗跌扑损伤、风寒湿痹。

【用法用量】口服，新伤轻伤每次5~10mL，旧伤重伤每次10~20mL，每日3次。

【宜忌】孕妇忌用，身体虚弱者慎用。本品处方中的川乌毒性较大，需要在用药时加工炮制。

三七药酒

【药物配比】三七30g，莪术40g，全蝎10g，土鳖虫30g，补骨脂50g，淫羊藿50g，四块瓦60g，叶下花80g，当归60g，牛膝50g，五加皮60g，川乌（制）20g，苏木40g，大血藤60g，川芎30g，血竭10g，红花20g，乳香30g，没药30g，前胡40g，香附40g，白酒5L。

【功能主治】舒筋活络，散瘀镇痛，祛风除湿，强筋壮骨。用于治疗跌打损伤、风湿骨痛、四肢麻木。

【用法用量】口服，每次10~15mL，每日2次。

【宜忌】孕妇忌用。本品处方中的川乌毒性较大，需要在用药时加工炮制。

丢了棒药酒

【药物配比】丢了棒皮50g，鹅不食草100g，山大颜50g，买麻藤50g，十八症50g，宽筋藤50g，水泽兰50g，枫香寄生50g，芫荽50g，钩藤50g，鸡血藤50g，土牛膝50g，山香50g，40度米酒5L。

【功能主治】舒筋活血，散风缓痛。用于各种治疗跌打损伤，骨折，扭伤，关节僵硬。

【用法用量】外用：局部外擦及湿敷，如加热温敷效果更好。内服：每次15~30mL，每日2~3次。严重者可加至每次50mL。

【自制方法】上药泡于40度米酒中，泡7日以上即可使用（如天热泡2日后即可使用）。

【宜忌】孕妇忌服。因丢了棒、水泽兰、鸡血藤三味药有堕胎作用。

外伤擦剂

【药物配比】草乌100g，天南星100g，姜黄50g，天文草50g，土三七50g，紫菀20g，八角枫20g，苏木20g，黄柏50g，山栀50g，茜草20g，百灵草30g，五香藤10g，毛茛30g，荜茇50g，雷公藤30g，青骨藤20g，四块瓦30g，韭菜根50g，乳香、没药各10g，扁竹兰20g，商陆10g，冰片5g，75%乙醇1L。

【功能主治】消肿止痛，舒筋活血。用于治疗跌打劳损。

【用法用量】用纱布蘸酒，揉擦患处及附近穴位，每次10~20分钟，每日1~2次。

【自制方法】诸药磨成粗粉，用浓度为75%的乙醇浸泡10日后，滤过取酒，余滓加乙醇再泡，5日后滤过，2次药酒合并装瓶。

【宜忌】本品处方中的草乌毒性较大，需要在用药时加工炮制。

没药鸡子酒

【药物配比】没药（研末）8g，生鸡蛋3枚，醇酒200mL。

【功能主治】治跌落伤，筋骨疼痛不止。

【用法用量】不计时温服。

【自制方法】先将鸡蛋磕破，取白去黄，盛碗内，加入没药，将酒加热，倒于碗中拌匀即成。

重伤药酒

【药物配比】金毛狗脊、土鳖虫、生鳖甲、厚朴、杜仲、积雪草、川牛膝、桑白皮、桃仁、威灵仙各15g，僵蚕壳、桔梗、独活、当归、芫荽、赤芍、香附、青皮、牡丹皮、防风、荆芥、寻骨风、骨碎补、老君须、桑寄生各10g，川续断、乌药、白芷各7.5g，红花、柴胡、甘草、肉桂各5g，生地黄20g，核桃肉、龙眼肉各200g，油松节25g，桑梗50g，白酒5L。

【功能主治】活血散瘀，消肿止痛。用于治疗腰腿损伤及各类跌打伤痛。

【用法用量】口服，每日3次，每次服30~45mL。

【自制方法】将上药细碎，置于容器中，加入白酒，密封浸泡15日后开启，滤过去渣，装瓶备用。

内伤药酒

【药物配比】红花30g，桃仁30g，秦艽30g，续断30g，广木香30g，砂仁30g，牡丹皮30g，威灵仙30g，当归90g，五加皮90g，怀牛膝90g，骨碎补60g，核桃肉60g，杜仲60g，丹参60g，白酒3L。

【功能主治】舒筋活血，化瘀止痛，补肾壮腰。适用于跌打损伤或劳伤太过，症见腹胁腰膝及筋骨肢体疼痛无力。不拘年月远近，男女老少皆效。

【用法用量】温服，每次20ml，早、晚各1次。

【自制方法】上药置瓷器内，倒入1.5L白酒，密封，隔水煮约3小时，待冷却后取出，再兑入白酒1.5L，静置7日后即可开启饮用。

【宜忌】孕妇慎用。

苏木酒

【药物配比】苏木（捣令烂碎）100g，白酒2L。

【功能主治】用于治疗跌打伤损。

【用法用量】分3次服，空腹饮，晨起、午时、夜卧各1次。

【自制方法】上药用酒2L煎取1L即得。

壮筋补血酒

【药物配比】白参30g，黄芪45g，何首乌、牛胫骨（炙）、羌活、独活各30g，木瓜、熟地黄、杜仲、三七、五加皮各60g，枸杞子、当归各90g，续断45g，沉香15g，红花9g，冰糖500g，高粱酒5L。

【功能主治】养血舒筋，补肾壮骨，祛风理湿。用于治疗跌打损伤后期筋骨虚弱无力者。

【用法用量】每次30~45mL，温服，早、晚各1次。

【自制方法】将上药细碎，置于容器中，加入高粱酒、冰糖，密封浸泡15日后开启，滤过去渣，装瓶备用。

五香酒

【药物配比】丁香、木香、乳香、檀香、小茴香各15g，当归、川芎、苏木、牛膝各40g，红花25g，白酒1L。

【功能主治】活血散瘀，消肿止痛。用于治疗拳械打伤，局部疼痛，皮肤青肿隆起；或闪腰岔气、伤筋动骨等跌损。

【用法用量】每次10~20mL，每日2次，温开水冲服。亦可用棉花蘸酒涂患处，患处皮破者禁用。

【自制方法】将药切粗片，放瓷缸内，加白酒浸泡，用黄泥封固，每日震摇3次，10日后埋地下1m，20日后取出，滤出酒药汁，并将渣榨至汁尽，合并前药汁，装瓶密封备用。

小花五味子酒

【药物配比】小花五味子根100g，白酒500mL。

【功能主治】祛风利湿，理气止痛。用于治疗风湿骨痛、跌打损伤。

【用法用量】口服，每次10mL，每日3次。

【自制方法】上药用酒浸泡5~7日即成。

舒筋活血药酒

【药物配比】老鹳草125g，红花50g，桂枝75g，牛膝75g，当归50g，赤芍50g，白糖250g，50度白酒5L。

【功能主治】舒筋活血，健筋骨，通经活络。用于治疗跌打损伤，及风湿痹证之腰膝腿痛、风寒麻木。

【用法用量】口服，每次10~15mL，每日2~3次。

【自制方法】将上药细碎，置于容器中，加入白酒、白糖，密封浸泡15日后开启，滤过去渣，装瓶备用。

【宜忌】孕妇忌服。

跌打万应药酒

【药物配比】三七6g，羌活6g，独活6g，续断6g，三棱6g，莪术6g，红花6g，当归尾6g，生地黄6g，五加皮6g，木瓜4.5g，桂枝6g，苏木4.5g，香附6g，沉香6g，木香4.5g，乳香4.5g，骨碎补6g，没药4.5g，牛膝6g，杜仲6g，补骨脂6g，青皮6g，枳壳6g，何首乌6g，白茯苓6g，熟地黄9g，炙黄芪9g，酒白芍9g，白术4.5g，枸杞子6g，川芎4.5g，牛胫骨15g，鹿筋15g，远志6g，乌枣6g，乌豆500g，龙眼肉120g，黄酒100mL，白酒5L。

【功能主治】有行气活血、理气定痛、补肝肾、健脾胃、扶助正气、促进康复的作用。对跌打损伤之损伤正气、肿胀疼痛者，有良好的治疗作用。

【用法用量】内服，每次20~30mL，每日3次。

【自制方法】上述药物，以适量黄酒拌，闷润，将酒吸尽后，蒸透，再以白酒浸泡1个月，取澄清酒液饮用。

【宜忌】如果平素体质尚好，受伤后正气损伤不重，虚象不显著的，饮酒量宜少。此外，阴虚火旺者应慎服。

跌打损伤药酒

【药物配比】当归30g，生地黄30g，五加皮30g，补骨脂24g，紫荆皮24g，十大功劳24g，骨碎补24g，薏苡仁24g，广木香24g，羌活24g，莪术24g，桃仁24g，川芎24g，杜仲24g，牛胫骨（酥炙）36g，白酒5L。

【功能主治】活血理气，强筋壮骨，祛风除湿。用于治疗跌打损伤所致的局部肿胀疼痛。此外，也适用于风湿性筋骨疼痛等症。

【用法用量】饮服，每次25~50mL，每日3次。

【自制方法】以白酒浸泡上述药物，容器封固，隔水加热约1.5小时，取出后静置数日，压榨过滤后即可。

河蟹酒

【药物配比】大活河蟹1对（雌雄各1只），陈年黄酒500mL。

【功能主治】舒筋活络，养血生骨。用于浑身各处之跌打损伤。

【用法用量】每次饮150mL，趁热服，每日3次。

【自制方法】在陶钵内将螃蟹捣碎，冲入滚烫黄酒，去渣服用。其渣敷伤痛处，一夜即愈。

白背三七酒

【药物配比】白背三七30g，白酒500mL。

【功能主治】补血止血。主治外伤出血。

【用法用量】口服，每次温服10mL，日服1次。

【自制方法】将上药洗净，切碎，经9蒸10晒后，置容器中，加入白酒，密封，浸泡10~20日后，过滤去渣即成。

麻根汁酒

【药物配比】大麻根及叶（生者去皮、土）1.5kg，白酒2L。

【功能主治】用于治疗打伤、跌伤等引起的各种疼痛。

【用法用量】每次取药汁与酒各100mL，煎数沸，趁热服。

【自制方法】上药细切，捣绞取汁，以酒煎之。

伤痛灵擦剂

【药物配比】三棱、莪术、三七、红花、制草乌、透骨草各15g，血竭、生大黄（急性用9g）、栀子（急性用9g）各6g，白蔹

12g，冰片3g，白酒1L。

【功能主治】活血化瘀，消肿止痛。用于治疗急、慢性软组织损伤，网球肘，纤维组织炎及陈旧性踝、腕关节扭挫伤。

【用法用量】外用，每次取药末5g，用白酒20mL调成稀糊膏状，涂擦患部，每日涂擦3次。药干后再洒白酒，令保持湿润，促使药力透入。

【自制方法】将前11味烘干，共研细末，备用。

【宜忌】本品处方中的草乌毒性较大，需要在用药时加工炮制。

菊三七药酒

【药物配比】菊三七100g，30%乙醇1.2L。

【功能主治】散瘀止血，解毒消肿。用于治疗跌打损伤之腰腿疼痛。

【用法用量】口服，每次10~15mL，每日3次。

【自制方法】将菊三七干燥，粉碎成粗末，用浓度为30%的乙醇1L浸渍7~10日，过滤，补充少许溶剂继续浸渍药渣3日，过滤，添加至1L即得。

酸痛药酒

【药物配比】泽泻12g，赤芍10g，桂枝尖、乳香、没药、川乌、草乌、杏仁、红花、五加皮、大黄、牛膝、骨碎补各9g，木瓜、蒲公英、白芷各7.5g，当归尾、生地黄、羌活、栀子、黄柏各6g，樟脑、苏木各3g，95%乙醇800mL。

【功能主治】用于非炎症所致的四肢酸痛，如打伤、压伤、击伤所致皮下出血，及剧烈运动和长途步行所致的酸痛。

【用法用量】将患肢用热水洗净擦干，用棉球或棉签浸药酒涂擦患部（面积须超过患部3~5cm），每日1~5次。

【自制方法】先将上药投入锅内加水1L煮沸1小时（约剩

200mL）。将药汁连渣装入大口瓶内加浓度为95%的乙醇500mL浸泡3日（应经常摇动），滤出药酒即可应用。然后再将此药渣投入锅内加水500mL煮沸1小时（约剩150mL），再将药汁连渣装入瓶内加浓度为95%的乙醇300mL浸泡3日（也应经常摇动），过滤后即可使用（最好是把两次的药酒混合在一起用）。

【宜忌】本品处方中的川乌、草乌毒性较大，需要在用药时加工炮制。

地黄牡丹皮酒

【药物配比】桃仁（去皮尖，炒），牡丹花（去心）、桂枝（去粗皮）各50g，生地黄汁500mL，白酒1L。

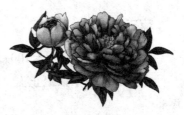

牡丹

【功能主治】用于治疗跌打损伤，瘀血在腹。

【用法用量】每次温服50mL，不拘时，日服3次。

【自制方法】上药前3味捣为细末，与生地黄汁、白酒一起煎取1L，去滓即成。

苏木红花酒

【药物配比】苏木、红花、当归各15g，白酒1L。

【功能主治】散瘀血。用于治疗跌打损伤疼痛，及妇女血气心腹痛、血滞经闭、产后瘀阻腹痛等症。

【用法用量】空腹服，每次20~30mL，日服3次。

【自制方法】上药捣为细末，加入白酒1L，煎取500mL。

大黄蚯蚓矢酒

【药物配比】大黄25g，蚯蚓矢100g，白酒500mL。

【功能主治】专治宿血在诸骨节及胁肋外不去者。

【用法用量】随量饮服，日服3次。

【自制方法】上2味药用酒煮数沸，去渣即成。

鹿角棘针酒

【药物配比】鹿角屑（微炒）150g，棘针（切细，微炒）60g，白酒2L。

【功能主治】用于治疗腰扭伤。

【用法用量】饭前温服20~30mL，日服3次。

【自制方法】将上药细碎，用纱布袋装，置于容器中，加入白酒，密封浸泡7日后取用。

麝香舒活酒

【药物配比】血竭、三七各15g，麝香0.1g，樟脑3g，冰片9g，薄荷9g，红花12g，白酒1L。

【功能主治】活血化瘀，消肿止痛，舒筋活络。广泛适用于各种新旧闭合性跌打损伤。

【用法用量】①软组织损伤严重，有内出血者，可用药棉浸透舒活酒敷患部，加压包扎。②陈旧性损伤，用舒活酒外擦并进行按摩，每日1~2次，每次5~10分钟。

【自制方法】上药共浸于乙醇或白酒中即成。

双牛跌打酒

【药物配比】大草乌（钻山牛）150g，小草乌（小黑牛）、大雪上一枝蒿、红花各9g，制草乌、金铁锁、雷公藤、黑骨头各100g，雷公藤根50g，75%乙醇2L。

【功能主治】活血化瘀，消肿止痛。主治跌打损伤。

【用法用量】用止血钳夹消毒棉球浸透药酒后，在已清洗过的患处反复擦致药棉干燥为止，每日外擦3~4次，用量根据肿痛面积大小而定，7日为1个疗程，可连续使用至肿痛消减为止。有破口患者，先无菌清洗包扎伤口，再在伤口四周肿痛处外擦药酒。

【自制方法】除制草乌外，其余8味均生用，以浓度75%乙醇浸泡30日，用力搅拌后滤去药渣分装于小瓶内密封备用，也可长期浸泡，随用随取。

【宜忌】本品处方中的草乌毒性较大，需要在用药时加工炮制。

舒筋乐药酒

【药物配比】细辛50g，羌活、姜黄、商陆各100g，桂枝、制川乌、制草乌各60g，香薷、寻骨风各150g，牡丹皮90g，冰片30g，四块瓦20g，蟾酥、辣椒各10g，90%乙醇2L。

【功能主治】祛风温阳止痛。用于治疗外伤疼痛。

【用法用量】先轻揉按摩患部至皮肤发热，用药棉浸蘸药液涂擦，若患部有皮下出血，涂擦忌用力过猛，以免出血增多；还可用本药热敷患部，每次10~15分钟，每日3~4次。不宜用于皮肤破溃、孕妇腹部。

【自制方法】上药制成酊剂，每毫升含生药为0.27g。

【宜忌】本品处方中的细辛、川乌、草乌毒性较大，需要在用药时加工炮制。

舒筋止痛灵药酒

【药物配比】当归、红花、细辛、川芎、五加皮、威灵仙、乳香、没药各10g，65%乙醇500mL。

【功能主治】舒筋活络，温经止痛。用于治疗创伤性关节炎。

【用法用量】药液涂擦关节及周围组织，可配合按摩舒筋和关节摇动手法，使局部皮肤红晕为度，每日2~3次，10日为1个疗程。

【自制方法】上药浸泡于浓度65%乙醇中，1个月后除去药渣，过滤备用。

【宜忌】本品处方中的细辛毒性较大，需要在用药时加工炮制。

肿毒痈疽

二香甘草酒

【药物配比】甘草（炙）、升麻、沉香、麝香（另研）各25g，豆豉75g，白酒1L。

【功能主治】主治毒气肿，头上如刺痛者。

【用法用量】早、晚饭前各饮1服，其滓热敷肿上。甚者取豆豉30g、栀子仁14枚、荠菜100g，3味用水2.5L，煎至1L，滤去滓，分3次温服，服尽为度。

【自制方法】以上5味中药（除麝香外）捣粗细，加入麝香拌匀，以酒煎至八分，去渣即成。

大豆乌蛇酒

【药物配比】大豆100g，火麻仁100g，乌蛇（去头尾皮骨）12g，白酒1.5L。

【功能主治】祛风通络，攻毒，消肿止痛。用于治疗热毒风肿，日夜疼痛。

【用法用量】不拘时候，量性饮之，令常带酒气为好。

【自制方法】将以上3味药相和令匀，放瓷瓶内蒸，待熟后，去掉瓷瓶底物，用酒就瓷瓶中淋之，密封，候冷备用。

牛蒡地黄酒

【药物配比】牛蒡子100g，生地黄100g，枸杞子100g，怀牛膝120g，白酒1.5L。

【功能主治】清热解毒，养阴凉血，益肝肾。用于治疗风毒疮痛不瘥，四肢缓弱，腰膝酸困。

【用法用量】每次空腹温服10~20mL，日服3次，常令微醉为好。

【自制方法】以上4味中药，共捣为碎末，用白纱布袋盛之，置于净器中，加入白酒浸泡，密封，春夏7日、秋冬14日开封，去掉药袋，过滤装瓶备用。

石榴酒

【药物配比】酸石榴7个，甜石榴7个，党参30g，苦参30g，丹参30g，苍耳子30g，羌活30g，清酒1.5L。

【功能主治】疏风消肿。主治头面热毒，皮肤生疮，面上生疗。

【用法用量】每日3次，每次10~15mL，饭前温饮。可随饮随加新酒，味薄即止。

【自制方法】先将石榴连皮捣烂备用，其余中药也捣成细末，然后把石榴蓉与药末共置于瓷瓶中，加入白酒浸泡，密封口，春夏7日、秋冬14日开启，过滤去渣，储瓶备用。

地龙酒

【药物配比】地龙5条，荸荠20g，白酒100mL。

【功能主治】清热解毒，镇痉通络。主治出疹血热毒盛，黑陷不起。

【用法用量】1次顿服。

【自制方法】将地龙去泥洗净，与荸荠共绞取汁，与酒匀和入锅中，火煎数沸，去渣候温备用。

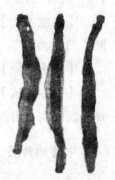

地龙

如意酒

【药物配比】如意草（新鲜肥大者）50g，白酒70mL。

【功能主治】解毒，消肿，止痛。用于治疗痈疽，疮毒。

【用法用量】取汁温服，渣敷肿处，用纱布敷盖。

【自制方法】将如意草捣烂，以沸酒冲入，少顷挤汁即成。

两皮酒

【药物配比】海桐皮30g，五加皮30g，独活30g，薏苡仁（炒）30g，防风30g，干蝎（炒）30g，杜仲30g，牛膝30g，生地黄90g，白酒1.5L。

【功能主治】祛风，解毒，止痛。主治热毒风结成疮肿，痛不得安。

【用法用量】每日3次，每次10~20mL，饭前温饮。重者不拘时候饮之，常令酒气相续。

【自制方法】以上9味药，共捣为粗末，用白纱布袋盛之，置于瓷瓶中，加入白酒浸泡，密封；夏秋3日，冬春7日，开封，去掉药袋，过滤去渣，装瓶备用。

忍冬藤煎酒

【药物配比】忍冬叶50g，忍冬藤150g，生甘草10g，米酒500mL。

【功能主治】消肿解毒，消热祛风湿。用于治疗痈疮初发，关节红肿热痛。

【用法用量】将药膏调涂于患处四周，留头。药酒早、午、晚3次服尽，病重者一日可服2剂。

【自制方法】先取一把忍冬叶入砂锅中研烂，加入酒少许和匀成膏。再将忍冬藤、生甘草入砂锅内，加清水1L，文武火煎至500mL，加入米酒，再煎十数沸，候冷去渣，分为3份备用。

皂角乳香酒

【药物配比】皂角刺（大者）1枚，乳香3g，白酒30mL。

【功能主治】消肿排脓。用于治疗肿毒已破或未破。

【用法用量】1次顿服，脓未成者便消，已成脓者自破。

【自制方法】将皂角刺碎作十余片，备用；将乳香于器内炒，令烟起，入皂角刺同炒，候乳香缠在刺上，便淋入白酒，同煎令沸，滤渣备用。

二黄酒

【药物配比】黄柏90g，黄连15g，栀子30g，米酒500mL。

【功能主治】清热利湿。用于治疗口舌生疮，牙龈出血。

【用法用量】不拘时，每次空腹饮20mL，每日3次，以愈为度。

【自制方法】以上3味中药，同米酒火煎1小时，去渣，候凉备用。

金银花酒

【药物配比】金银花50g，甘草10g，白酒250mL。

【功能主治】清热解毒。用于治疗疮肿，肺痈，肠痈。

【用法用量】早、午、晚各服1份，症重者1日2剂。

【自制方法】以上2味中药，用水1L，煎取250mL，再加入白酒250mL，上火略煎，分为3份备用。

金星甘草酒

【药物配比】金星草（连根洗净，慢火焙干）50g，甘草12g，白酒500mL。

【功能主治】消肿止痛。用于治疗背生肿毒。

【用法用量】不拘时候，随量徐徐饮之。

【自制方法】以上2味中药，共捣碎末，置于瓶中，加入白酒浸泡，封口，7日后开启，过滤去渣，即可饮用。

神效酒

【药物配比】人参30g，没药30g，当归尾30g，甘草15g，瓜蒌1枚，黄酒1L。

【功能主治】托毒，散毒。主治疮痈。

【用法用量】每日1份，细细饮之。

【自制方法】以上5味，共捣为粗末，与黄酒同上火煎煮，煎取700mL，分作4份。

神应酒

【药物配比】茵陈20g，制附子30g，丹参30g，川椒30g，羊踯躅20g，炙甘草30g，石菖蒲30g，肉桂30g，干姜30g，制川乌30g，独活30g，地骨皮30g，秦艽30g，防风30g，川芎30g，人参30g，当归30g，白芷30g，藁本30g，生地黄30g，白鲜皮30g，蔓荆子（炒）30g，白酒3L。

【功能主治】搜风祛邪。主治皮肤溃疡，乍寒乍热，血气损耗，手足酸痛；或身体遍痒，搔之成疮，眉睫坠落，眼目浮肿，指甲脱落。

【用法用量】每日1~3次，每次15~20mL，空腹温饮，以后渐渐加饮。每次饮后，以饭2~3匙压之。

【自制方法】以上22味，共捣为粗末，用白纱布袋盛之，置于净器中，加入白酒浸泡，封口，7日后开启，去掉药袋，过滤去渣备用。

【宜忌】饮酒期间，勿食熟肉、鸡、鱼、牛肉、油腻果子、陈臭等物。本品处方中的附子、川乌毒性较大，需要在用药时加工炮制。

双麻黄酒

【药物配比】麻黄30g，麻黄根30g，白酒500mL。

【功能主治】宣肺中郁气，托毒敛疮。

【用法用量】每日1~2次，每次20~30mL，早、晚空腹温饮。饮后3~5日出脓成疮，十余日则脓尽红色退，先黄后白而愈。

【自制方法】将以上2味药捣成粗末，用酒浸泡24小时，然后用武火隔水煮约1小时，晾24小时，过滤去渣，收储备用。

蒲金酒

【药物配比】蒲公英15g，金银花15g，黄酒200mL。

【功能主治】清热解毒，消肿散结。

【用法用量】早、晚饭后各服1份。药渣可贴敷患处。如不愈，可照前方再行配制。

【自制方法】将蒲公英、金银花同黄酒入锅内煎煮至半，去渣候温，分作2份。

软坚散结药酒

【药物配比】海藻60g，昆布60g，海浮石60g，生牡蛎60g，山慈菇30g，夏枯草30g，米酒1.5L，高度白酒500mL。

【功能主治】化痰软坚，消肿散结。

【用法用量】口服，每次15~20mL，每日2次。20日为1个疗程，一般需要3个疗程。

【自制方法】将海浮石、生牡蛎粉碎成粗粉，诸药加入米酒先浸泡20分钟，加热煮沸，转小火再煮15分钟左右，熄火，待凉后兑入高度白酒500mL，继续浸泡2周后过滤即得。

解毒消疮酒

【药物配比】牛膝30g，川芎30g，羌活30g，五加皮30g，杜仲30g，甘草30g，地骨皮30g，薏苡仁30g，生地黄200g，海桐皮60g，白酒2L。

【功能主治】祛风解毒。用于治疗杨梅疮之风毒腰痛。

【用法用量】每日3次，每次10~15mL，饭前温饮。

【自制方法】以上10味中药，共捣为细末，用白纱布袋盛之，置于净器中，入白酒浸泡，封口，春夏5日，秋冬10日开封，去渣备用。

瘿瘤、嗝噎、癌肿

内消浸酒

【药物配比】鲜仙人掌250g，羌活30g，炒杏仁30g，白酒1L。

【功能主治】清热解毒，消肿。用于治疗风热毒气，结成瘰疬。

【用法用量】每日空腹温饮10~15mL，临睡前按上量再饮1次，以消为度。

【自制方法】将以上3味中药细碎，用白纱布袋盛之，置于净瓶中，入酒浸泡，封口，7日后开封，去掉药袋，过滤备用。

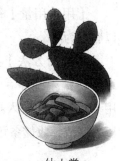

仙人掌

瓜蒌甘草酒

【药物配比】瓜蒌1枚，甘草12g，白酒少许。

【功能主治】消肿化瘀。适用于痈疽多日不消者。

【用法用量】顿服，临睡前温服。

【自制方法】先将瓜蒌、甘草研成腻粉，备用；每次用酒20mL、水20mL，量人虚实入腻粉少许（5~8g），上火煎3~5沸，去渣备用。

立效酒

【药物配比】皂角刺（炒赤）30g，瓜蒌9g，粉甘草5g，乳香（另研）3g，没药（另研）3g，黄酒20mL，白酒250mL。

【功能主治】解毒止痛。用于治疗痈疽瘰疬。

【用法用量】温服，日服3次，每次10~15mL。

【自制方法】将前3味药捣细，兑入黄酒，于砂锅内搅匀，再加入白酒，慢火煎沸，去渣，加入乳香、没药即成。

柳根酒

【药物配比】柳根（近水露出者）750g，糯米750g，酒曲50g。

【功能主治】消瘿。用于治疗甲状腺肿大。

【用法用量】每日3次，空腹温饮。初饮10mL，以后渐加之，以唇麻为度。

【自制方法】把柳根切细与水2.5L同入锅内，煎取一半，备用。将糯米洗净，上笼蒸半熟，沥半干，备用。酒曲研细末，备用。将三者同置入缸内，搅拌匀，封口，置保温处，21日后开启，压去糟渣，收储备用。

复方黄药子酒

【药物配比】黄药子1.2kg，海藻1.2kg，浙贝母900g，白酒7~8L。

【功能主治】软坚散结。主治地方性甲状腺肿。

【用法用量】每日3次，每次服10mL。

【自制方法】将以上药材研成粗末，置净器内，加白酒，隔水加热，不时搅拌至沸，取出，连酒带药倒入坛中，趁热封闭，静置10日，滤过装瓶备用。

瘰疬散坚药酒

【药物配比】玄参50g，象贝母24g，煅牡蛎50g，猫爪草24g，夏枯草100g，王不留行24g，昆布50g，海藻50g，梓木草24g，三棱12g，莪术12g，白芥子12g，黄芪24g，当归24g，地龙24g，白酒2.5L。

【功能主治】软坚散结，活血祛瘀。用于治疗瘰疬，症见肿核坚硬，难消难溃。

【用法用量】口服，每次15~20mL，每日2次。

【自制方法】上述药物用白酒浸泡，3周后过滤即得。

【宜忌】妇女经期慎用，孕妇忌服。

海藻酒

【药物配比】海藻500g，黄酒5L。

【功能主治】消痰结，散瘿瘤。治疗瘿瘤、瘰疬、疝气，如淋巴结核、甲状腺肿大、甲状腺瘤、睾丸结核等。

【用法用量】每次饭后取海藻酒30mL饮之。酒尽将海藻曝干，捣为末，以酒30mL调3g服之，每日3次，以愈为度。

【自制方法】将海藻洗净，置于净器中，用黄酒浸泡24小时，过滤后即可饮用。

消瘿酒

【药物配比】昆布10g，海藻15g，沉香3g，雄黄（研末）3g，白酒500mL。

【功能主治】行瘀散结。主治瘿瘤，大脖子病，瘰疬。

【用法用量】每日早、晚饭后温饮10~20mL。

【自制方法】将上药置净器中，加入白酒浸泡，密封10日后开启，过滤装瓶备用。

黄药子酒

【药物配比】黄药子500g，无灰酒2.5L。

【功能主治】散结消瘿，清热解毒。治疗瘿肿（甲状腺瘤，淋巴结肿大）。

【用法用量】每日2次，每次10mL，勿绝酒气，经3~5日自觉肿消即停饮。

【自制方法】把黄药子与无灰酒置于净瓶中，封口，以糠火煨1小时，火候不可过，唯烧至酒气香味出，瓶口有津出即离火，候酒冷，过滤去渣，即可饮用。

【宜忌】孕妇忌饮此酒。

红花血竭酒

【药物配比】红花50g，血竭50g，葡萄酒4L。

【功能主治】活血散瘀。用于治疗噎膈拒食。

【用法用量】每日2~3次，每次10mL，徐徐咽下。

【自制方法】以上2味中药，共研细末，用白纱布袋盛之，入葡萄酒浸泡，密封，5~7日后开封，去掉药袋，澄清后即可饮用。

断膈酒

【药物配比】海风藤36g，甘草36g，常山108g，瓜蒂21枚，水900mL，酒900mL。

【功能主治】主治涌吐痰热，胸膈积热。

【用法用量】将煮好的汤液分3次服，取吐为佳。

【自制方法】将上药细碎，用水、酒煎药，煮之减半即成。

【宜忌】本处方中的常山毒性较大，需要在用药时加工炮制。

噎膈酒

【药物配比】荸荠120g，厚朴（姜炒）30g，陈皮30g，蔻仁（炒）30g，桔饼30g，白糖120g，冰糖120g，蜂蜜60g，白酒3L。

【功能主治】和中养胃。用于脘膈不利，饮食不下。

【用法用量】每日3次，每次服30~50mL。

【自制方法】以上8味，置净器中，入白酒浸泡，密封，15日后开启，去渣备用。

蜂房全蝎酒

【药物配比】露蜂房40g，全蝎40g，山慈姑50g，白僵蚕50g，蟾蜍皮30g，酒1L。

【功能主治】用于治疗食道癌，胃癌。

【用法用量】每日3次，每次空腹饮10~15mL。

【自制方法】将药洗净，烘干捣碎，用纱布袋盛之，置净器中，入酒浸泡，密封，7日后开启，去掉药袋，过滤装瓶备用。

蝎虎酒

【药物配比】活蝎虎2只，白酒500mL。

【功能主治】消肿，祛痛，散结。用于治疗食道癌。

【用法用量】日服3次，不拘时，每次徐徐饮10~15mL。

【自制方法】将蝎虎投入白酒中将其醉死，浸泡7日后，将酒煨熟，去蝎虎，备用。

乳 痈

槐花酒

【药物配比】槐花（炒）90g，黄酒500mL。

【功能主治】解毒化瘤。主治乳癌，硬如石者。

【用法用量】每日1~2次，顿服之。

【自制方法】将槐花炒黄为末，每取9g，以黄酒50mL冲服。

蒲公英酒（一）

【药物配比】蒲公英40g，50度白酒500mL。

【功能主治】用于治疗急性乳腺炎，尤其是乳汁郁结型乳腺炎效佳。

【用法用量】每日3次，每次20~30mL，口服。

【自制方法】上药以酒浸泡7日，过滤后即可。

蒲公英酒（二）

【药物配比】新鲜蒲公英（根、蒂、叶）10g，葱白（连须）

20g，绍兴酒250mL。

【功能主治】用于治疗乳痈（急性乳腺炎）。

【用法用量】趁酒热服下，盖被睡1小时许，再用葱白汤一盅催之，得微汗而散。渣敷乳房肿块处。

【自制方法】取新鲜蒲公英，洗净捣烂，用绍兴酒同煎，取汁，存渣。另取连须葱白，加水500mL，煎至250mL，去渣备用。

远志酒

【药物配比】远志15g，白酒200mL。

【功能主治】托散诸毒。治乳痈尤效。

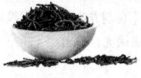

远志

【用法用量】饮酒，以药渣敷痛处。

【自制方法】上药研末，加酒调和，取上清液饮之。

甜橙调酒

【药物配比】甜橙1个，黄酒1汤匙。

【功能主治】用于治疗乳腺红肿硬结、疼痛等病症。

【用法用量】1次服完，每日2剂。

【自制方法】甜橙去皮、去核，以洗净纱布绞汁，另加黄酒1汤匙、温开水适量。

瓜蒌酒

【药物配比】黄瓜蒌（连皮及瓤，剉碎）2个，无灰酒2L。

【功能主治】主治乳痈疮。如初觉时，服此药，即时痛止，便不成疮；如已成疮，服之其疮自穿，而痛自止。

【用法用量】温服，每次30~50mL，每日2次。

【自制方法】上药用无灰酒2L，在砂锅内煮取1L，去滓即成。

神效瓜蒌酒

【药物配比】黄瓜蒌（子多者去皮，焙为细末，如急用只研烂）1个，川当归（洗净，去芦，焙，研细）25g，生甘草25g，乳香（另研）5g，没药（另研）12.5g，无灰酒3L。

【功能主治】主治妇女乳痈，能杜绝病根。如果毒气已成，也能化脓为黄水，毒未成可以消散。

【用法用量】1L清汁分为3份，日服1份，饭后服。

【自制方法】上药用无灰酒3L，一同放在砂锅中，慢火熬取1L清汁。

漏通酒

【药物配比】漏芦10g，木通10g，川贝母10g，甘草6g，黄酒150mL。

【功能主治】疏通经络。主治乳疖初起。

【用法用量】每日1份，晚饭后温服。

【自制方法】以上4味，共捣粗末，加水、黄酒各150mL，煎至一半，去渣候温，分作2份。

蛇虫咬伤

水蓼酒

【药物配比】水蓼1kg，白酒50mL。

【功能主治】治蜂螫。

【用法用量】顿服，日服3剂。

【自制方法】上药捣碎，取汁100mL，以酒50mL调匀，服之。

蛇咬伤药酒（一）

【药物配比】两面针75g，田基黄40g，三桠苦75g，半边旗

40g，鸡骨香75g，半边莲20g，米酒500mL。

【功能主治】清热解毒。用于毒蛇咬伤。

【用法用量】口服：成人40~50mL，小儿25mL。外用：伤口及周围用药棉蘸蛇药酒湿敷。

【自制方法】上药同米酒浸1个月即成（急用10日也可）。

蛇咬伤药酒（二）

【药物配比】了哥王根150g，两面针根200g，米碎花根100~150g，红背酸藤根100g，米酒2.5L。

【功能主治】清热解毒。用于治疗毒蛇咬伤。

【用法用量】口服：每次10mL，每日2~3次。外用：伤口局部消毒、排毒后，自外向伤口四周涂擦药酒，每日4~5次。

【自制方法】上药加米酒（30度左右）浸过药面，浸7~10日即可。

蛇咬伤药酒（三）

【药物配比】小叶蛇总管100g，寮刁竹25g，米双酒（或米三花酒）250mL。

【功能主治】清热解毒，散瘀消肿。用于治疗各种毒蛇咬伤。

【用法用量】口服，首次服50~100mL，之后每次服25~50mL，每日3~4次，连服3~4日。

【自制方法】将上药细碎，置纱布袋中，密封浸酒21日即可。

蛇咬伤药酒（四）

【药物配比】黄连6g，入地金牛根皮45g，吴茱萸22g，黑皮蛇17g，细辛9g，土丁桂17g，大黄28g，山慈菇10g，白芷28g，坑边藕56g，黄柏12g，土荆芥56g，五灵脂25g，七星剑40g，败酱草40g，巴豆叶5g，海底柏60g，雄黄22g，九里香叶34g，米酒2L。

【功能主治】解毒消肿。用于治疗各种毒蛇咬伤中毒。

【用法用量】口服：轻症每次30mL，每日1次；重症每次50mL，每2~3小时1次。外敷：可用脱脂棉渗药酒湿敷。敷药前挑开伤口，以蒜头或辣椒轻擦，自上至下，至出血为度。

【自制方法】取上药2/3剂量捣碎，混匀，加入米酒，浸泡20日过滤；滤液再浸其余1/3药物，浸25日，过滤。混合两次滤液即得。

【宜忌】本品处方中的细辛毒性较大，需要在用药时加工炮制。

复方山扁豆酒

【药物配比】山扁豆（全草）25g，金牛远志（全草）25g，瓜子金（全草）25g，卵叶娃儿藤根25g，无患子25g，乌桕根25g，六棱菊（全草）15g，甘草15g，白酒1.5L。

【功能主治】清热解毒，消肿止痛。用于治疗毒蛇咬伤。

【用法用量】口服，成人每次2汤匙，每隔1小时服1次，每日3~4次，儿童酌减。

【自制方法】将前8味洗净切碎，置容器中，加入白酒，密封浸泡7~15日后，过滤去渣即成。

乙醇蜈蚣液

【药物配比】活蜈蚣10条，95%乙醇500mL。

【功能主治】熄风，止痉，止痛。用于治疗瘰疬及毒蛇咬伤，虫蜇伤。

【用法用量】①治黄蜂蜇伤：用棉签蘸药液涂擦伤处，1次即可止痛、消肿。②治毛虫或毛虫丝状物落在身上引起皮肤过敏，擦1次即除敏止痒。③治蜈蚣咬伤：先将伤口处的瘀血挤净，再涂药液，或用上液清洗伤口及周围，涂2次可消肿止痛。④治蜘蛛及其他毒虫咬伤也可用此药。

【自制方法】取广口瓶1个，盛满浓度95%乙醇，将活蜈蚣放入瓶中，盖严，浸泡1周后即可使用。浸泡时间越长，药效越佳。

蛇不见酒

【药物配比】蛇不见15g，滴水珠15g，重楼6g，青木香10g，异叶茴芹10g，白酒10mL，黄酒30mL。

【功能主治】解毒，消肿，祛瘀。用于治疗蛇咬伤。

【用法用量】每次口服10~30mL，每日2次，连服7~10日。患处用火罐拔出毒液，另将蛇不见25g、滴水珠25g，加食醋20mL捣烂敷患处，每日换药1次，直至肿消。

【自制方法】上药煎汤，加白酒10mL、黄酒30mL调服之（发热者不加酒）。

外科虚证

长春药酒

【药物配比】黄芪（蜜炙，煎膏）600g，生地黄（切片）300g，金银花、当归各200g，甘草（去皮，蜜炙）75g，地骨皮100g，广陈皮（去白）50g，糯米酒5L。

【功能主治】适用于外科虚证及劳伤虚损。

【用法用量】日服3次，每次20~30mL。

【自制方法】将上药后6味用纱布包好，置瓮中，加入糯米酒，密封，隔水煮1小时；将黄芪膏倾入，再煮1小时，离火；将瓮埋地下深1m左右，经7日7夜，取出滤液待用。

脱　疽

祛寒通络药酒

【药物配比】熟附子45g，细辛15g，红花60g，丹参60g，土鳖虫30g，苏木30g，川芎30g，大枣20枚，白酒1.5L。

【功能主治】用于治疗血栓闭塞性脉管炎。

【用法用量】口服，每日2次，每次30mL。

【自制方法】将上述药物浸于白酒中，1周后即可使用。

【宜忌】如局部皮肤红肿溃烂坏死，属湿热壅滞者，切不可用该酒，因本酒性温偏热，只宜寒湿血瘀者使用。本品处方中的附子、细辛毒性较大，需要在用药时加工炮制。

白花丹参酒

【药物配比】白花丹参200g，55度白酒1L。

【功能主治】化瘀通络，止痛，有改善肢体血液循环、扩张血管的作用。适用于气血瘀滞型脉管炎。

【用法用量】每次服20~30mL，每日3次。

【自制方法】将白花丹参晒干，切碎或制成粗末，用55度白酒浸泡15日，制成浓度5%~10%的药酒。

岩蜈蚣酒

【药物配比】岩蜈蚣350g，白酒1L。

【功能主治】通络消炎。用于治疗脉管炎。

【用法用量】口服，每次15mL，每日3次。

【自制方法】将岩蜈蚣研成细粉，先用白酒湿润后，置于密器内，加入白酒，按冷浸法，浸渍7日即得。

【宜忌】高血压患者忌用。

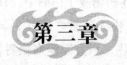

皮肤科用酒类

疥 疮

黄柏酒

【药物配比】黄柏50g，猪胰200g，白酒1L。

【功能主治】用于治疗疥疮及肌肤不泽。

【用法用量】口服，每次20~30mL，每日2次。

【自制方法】上药生用，酒浸7日即成。

苦白酒

【药物配比】苦参、白鲜皮各10g，百部30g，川楝子、萹蓄、蛇床子、石榴皮、藜芦各10g，皂角刺20g，牛耳大黄20g，白酒2L。

【功能主治】用于治疗疥疮。

【用法用量】每晚临睡前用纱布块蘸此药酒擦全身皮肤，每日1次，连用7~10日。

【自制方法】将上药浸于白酒内，1周后启用。

灭疥灵（一）

【药物配比】敌百虫（精制）80g，樟脑（研细）50g，冰片30g，95%乙醇1L。

【功能主治】解毒，杀虫，止痒。主治疥疮。

【用法用量】外用：使用前，先以温水洗浴全身，然后用棉球或毛笔蘸药液涂擦患处，每日涂1~2次。

【自制方法】将前3味共研细末，置入95%乙醇中，并以蒸馏水500mL稀释，轻轻振荡，待药品全部溶解后，即可取用。

【宜忌】用药期间，应勤换衣服，勤晒衣被。忌用肥皂及碱性药物擦洗患处。

灭疥灵（二）

【药物配比】硫黄50g，雄黄6g，轻粉3g，樟脑1g，白酒500mL。

【功能主治】灭疥止痒。

【用法用量】外用，每晚临睡前用消毒棉蘸药酒涂擦患处，连续用20日。

【自制方法】将上药共研为极细末，置容器中，加入白酒，摇匀后即可使用。

【宜忌】本药酒有毒，仅供外用，切勿入口。孕妇忌用。

疮、疹、癣

五蛇酒

【药物配比】蕲蛇100g，金环蛇100g，银环蛇100g，乌梢蛇200g，眼镜蛇100g，木防己100g，闹羊花250g，七叶莲100g，石南藤50g，鸡血藤100g，豨莶草100g，地枫皮100g，70~75度纯粮酒5L。

【功能主治】祛风止痒，通络润肤。用于治疗银屑病。

【用法用量】每日2~3次，每次服10~15mL，不能饮酒者，可酌加冷开水冲淡服之。也可用于外擦患处。

【自制方法】将上药洗净，沥干，切碎，置大罐内，加入白酒浸渍，密封，180日后开取使用。

牛蒡蝉蜕酒

【药物配比】牛蒡根（或子）500g，蝉蜕30g，黄酒1.5L。

【功能主治】散风宣肺，清热解毒，利咽散结，透疹止痒。主治咽喉肿痛，咳嗽，喉痒，吐痰不利，风疹，荨麻疹，疮痈肿痛。

【用法用量】每日2~3次，每次10~20mL，饭前温饮。

【自制方法】将牛蒡根（或子）捣碎，与酒同置于瓶中，封口，3~5日后开启，过滤去渣，即可饮用。

【宜忌】脾胃虚寒、腹泻者不宜饮用此酒。

石楠肤子酒

【药物配比】石楠叶50g，地肤子50g，当归50g，独活50g，白酒1.5L。

【功能主治】除风湿，和血止痒。

【用法用量】每日3次，每次10~15mL，空腹温服。

【自制方法】以上4味药材，共捣为粗末，与酒共置于锅中，上火煎煮45分钟，候冷，过滤去渣，装瓶备用。

苦参天麻酒

【药物配比】苦参500g，露蜂房75g，天麻80g，白鲜皮200g，黍米5kg，酒曲750g。

【功能主治】清热祛风，解毒疗疮。用于治疗遍身白屑，搔之则痛。

【用法用量】每日3次，每次10~20mL，可渐加至30mL，饭后温饮。

【自制方法】将以上4味中药捣碎，用纱布袋盛之，置锅内，加水7.5L，煮取一半，去掉药袋，备用。酒曲研细粉，然后将药液和酒曲同置入缸中，搅匀，经3日3夜；再将黍米煮半熟，沥半干，候冷，倒入药缸中，和匀，加盖密封，置保温处，14日后开启，压去糟渣，过滤装瓶备用。

苦参猬皮酒

【药物配比】苦参150g，露蜂房15g，刺猬皮（酥炙）1具，酒曲150g，黍米1.5kg。

【功能主治】清热解毒，燥湿杀虫。用于治疗周身瘙痒，阴痒带下，身白癞疮。

【用法用量】每日3次，每次10mL，饭前温饮。

【自制方法】以上3味中药，共研为粗末，用白纱布袋盛之，置锅内，加水2.5L，煎至500mL，去掉药袋，备用。酒曲研细末，然后将药液和酒曲末同置于缸中，加入半熟的黍米，搅匀，封口，置保温处，14日后开启，压榨去糟渣，过滤装瓶备用。

松叶酒

【药物配比】松叶500g，白酒1L。

【功能主治】祛风，止痒，解毒。

【用法用量】1日1夜服尽，处温室中，衣盖出汗即愈。

【自制方法】将松叶切碎，与酒同煎，取汁300mL，候温备用。

斑蝥药酒

【药物配比】海风藤70g，土大黄根70g，白果肉70g，白芷50g，白及50g，槟榔70g，斑蝥50g，鲜金钱松根皮150g，雄黄50g，白酒2.5L。

【功能主治】用于治疗陈年牛皮癣、蛇皮癣，及一切顽固阴癣。

【用法用量】取适量药酒擦患处，每日3~5次，5~7日自愈。

【自制方法】将上药细碎，置于容器中，加入白酒，密封浸泡7日后取用。

枳壳陆英酒

【药物配比】枳壳（去瓤，麸炒）90g，秦艽120g，丹参150g，独活120g，肉苁蓉120g，陆英100g，松叶240g，白酒2L。

【功能主治】疏风止痒，透疹。主治瘾疹，或肤痒如虫行。

【用法用量】口服，每日3次，每次10~15mL，可渐加至20mL。

【自制方法】以上7味中药，共捣为粗末，用白纱布袋盛之，置于净器中，用白酒浸泡，封口，7日后开封，去掉药袋，过滤去渣备用。

首乌当归酒

【药物配比】何首乌30g，当归身20g，生地黄20g，熟地黄20g，虾蟆20g，侧柏叶15g，松针30g，五加皮30g，王不留行20g，川乌5g，草乌5g，黄酒3L。

【功能主治】祛风解毒。主治牛皮癣。

【用法用量】不拘时候，空腹随量饮之。

【自制方法】将以上药物共捣为粗末，用白纱布袋盛之，置于净器中，加入黄酒浸泡，密封7日后开封，去掉药袋，过滤去渣备用。

【宜忌】本品处方中的川乌、草乌毒性较大，需要在用药时加工炮制。

石菖蒲蛇蜕酒

【药物配比】石菖蒲250g，天冬250g，天雄30g，火麻仁250g，茵芋15g，干漆（炒烟出）45g，苦参250g，生地黄45g，远志45g，露蜂房15g，炙黄芪120g，独活75g，石斛75g，柏子仁500g，蛇蜕1m，秫米6kg，红曲500g。

【功能主治】祛风毒，消疥癣，和血脉，攻毒杀虫。主治白癜风、白斑、疥癣，经年不瘥。

【用法用量】口服，每日2次，每次10mL，早晚服用。药渣煎汤淋洗患处。

【自制方法】先将前15味药捣成粗末，入锅中加水10L，煎取5L，备用。酒曲研细末，备用。再将秫米洗净，蒸煮至半熟，下笼，沥半干，备用。再将药汁、酒曲、秫米同置于缸中，用柳枝搅拌匀，密封，21日后开封，压滤去糟渣，储入净瓶中备用。药渣可另煎汤，淋洗患处。

蚺蛇酒

【药物配比】蚺蛇1条，羌活30g，酒曲250g，糯米2.5kg，或白酒1L。

【功能主治】辟瘟，解毒，杀虫。主治诸风痛痹、瘴气、癞风、疥癣、恶疮。

【用法用量】不拘时候，徐徐饮之，每次20mL，每日3次。

【自制方法】以上2味中药，共捣为碎末，用白纱布袋盛之，置缸底。曲捣细，以半熟糯饭拌之，均匀覆盖药袋，候10日酒酿成，去渣取汁即成。亦可用白酒1L浸上药，封口，7日后开启，去掉药袋，过滤备用。

蝮蛇酒

【药物配比】活蝮蛇1条，人参15g，50度白酒1L。

【功能主治】祛风解毒。用于治疗牛皮癣。

【用法用量】不拘时候，随量频饮。

【自制方法】将蝮蛇置于净器中，倒入白酒将其醉死，然后加入人参，封口，7日后开启，即可饮用。

硫雄蜈蚣酒

【药物配比】硫黄20g，雄黄10g，苯酚4g，蜈蚣1条，95％乙醇100mL。

【功能主治】用于治疗毛囊炎。

【用法用量】先将患处用浓度2％~3％的盐水洗净，揩干，再涂擦此药，每日1~2次。

【自制方法】将硫黄、雄黄、蜈蚣研末，再与苯酚、乙醇混匀为稀糊状，装棕色瓶内备用。

樟冰酒

【药物配比】冰片10g，樟脑3g，95％乙醇100mL。

【功能主治】消炎，止痛，止痒。

【用法用量】每次用纱布蘸药水于患处擦拭10~20分钟。

【自制方法】上药混合均匀即可使用。

冰黄酒

【药物配比】生大黄6g，黄连5g，冰片4g，白酒150mL。

【功能主治】用于治疗痱疮。

【用法用量】用棉签蘸药酒涂于患部，每日3~5次。

【自制方法】上药装入瓶内，加白酒（或75％乙醇）浸泡，加盖，徐徐摇动使其充分溶解，浸泡1周后即可使用。

浮萍酒

【药物配比】鲜浮萍（洗净）60g，醇酒250mL。

【功能主治】用于治疗风热型瘾疹、皮肤瘙痒。

【用法用量】取适量涂擦患处，每日3~5次。

【自制方法】将上药捣烂，用醇酒浸于净器中，经5日后开取，去渣备用。

复方蛇床子酒

【药物配比】蛇床子248g，苦参248g，明矾124g，防风124g，白鲜皮124g，白酒2L。

【功能主治】祛湿止痒。用于治疗神经性皮炎、皮肤瘙痒、慢性湿疹、扁平疣、汗疱疹。

【用法用量】外用涂擦，每日2~3次。

【自制方法】将上药研成粗粉，加白酒密封浸泡，每日搅拌1次，浸泡7日后，改为每星期搅拌1次，30日后，取上清液；再将残渣压榨，压出液过滤与上清液合并，静置澄清，过滤后密封，置于阴凉干燥处。

妙应癣药酒

【药物配比】土槿皮30g，白及18g，槟榔15g，白芷15g，斑蝥40只，白信石（研末）6g，伏龙肝60g，高粱酒1.5L。

【功能主治】用于治疗风热湿邪侵袭皮肤，郁久风盛，搔痒起白屑，或湿癣搔痒出黏汁者。

【用法用量】临用时，取20mL另装小瓷瓶内，以毛笔扫涂患上，每日3次。如涂后肿痛起疱，系药力猛且多涂之故，不必疑惧，加蒸馏水少许稀释即可。

【自制方法】高粱酒并药入瓷瓶内封固，浸7日即可。

白蜜酒

【药物配比】白蜜500g，酒曲200g，糯米饭2kg。

【功能主治】主治风疹、癣。

【用法用量】适量饮服，每日3次。

【自制方法】将白蜜、糯米饭、酒曲、凉白开水5L，同入容器内，封7日成酒，即得。

白鲜皮酒

【药物配比】白鲜皮150g，白酒500mL。

【功能主治】清热解毒，祛风化湿。用于治疗湿疹、疥癣。

【用法用量】每次口服10mL，每日3次。

【自制方法】上药入白酒浸泡3日，取液即得。

连花酒

【药物配比】黄连（捣细）30g，花椒15g，75%乙醇（或70度白酒）100mL。

【功能主治】用于治疗烂脚丫。

【用法用量】用时先将患部用苯扎溴铵液（新洁尔灭）消毒，揩干净，再用纱布浸润连花酒敷盖；或用棉球蘸连花酒放入趾缝烂处固定，再用好醋250mL（热至20℃~30℃）泡洗患足。

【自制方法】将黄连、花椒投入酒中，浸泡1星期即可。

生姜浸酒

【药物配比】生姜250g，50~60度白酒500mL。

【功能主治】用于治疗鹅掌风、甲癣。

【用法用量】鹅掌风：用脱脂棉球蘸药酒，每日早、晚擦患手（足）数遍；或每日早、晚将患手（足）浸入药酒中1~2分钟，然后用甘油涂患部，1星期可见效。甲癣：用棉花蘸药酒擦患甲，每日早、午、晚各1次，连续不断，直至新甲长出。

【自制方法】将生姜捣碎后加入白酒中浸泡2日后即可使用。

地肤子酒剂

【药物配比】地肤子60g，白鲜皮、苦参各30g，川椒10g，白酒（或75%乙醇）250mL。

【功能主治】用于治疗各种癣症及湿疹。

【用法用量】外用，用脱脂棉球蘸药酒涂擦患处，每日2~3次。

【自制方法】将上药加工成粗末，装入纱布袋中，置白酒内浸泡15日，过滤装瓶备用。

濒湖花蛇酒

【药物配比】白花蛇1条，羌活100g，当归身100g，天麻100g，秦艽100g，五加皮100g，防风50g，糯米酒5L。

【功能主治】主治年久疥癣，及恶疮风癞诸证。

【用法用量】每次饮酒20~30mL，每日2~3次。药渣晒干碾末，以酒糊丸如梧子大小，每次服50丸，用温酒送下。

【自制方法】用酒洗润白花蛇，去骨刺，取肉。余药各细碎，入蛇肉，以纱布袋盛之，放入坛内，加入糯米酒，以箬叶密封，隔水煮1小时，埋土中7日取出。

【宜忌】服药期间忌羊、鱼、鹅、面等发风之物。

苦参酒

【药物配比】苦参250g，醇酒2.5L。

【功能主治】主治疮疹、癫疾、手足肿痛。

【用法用量】每次饮100mL，每日2次。

【自制方法】将上药切细，以醇酒浸30日即成。

南山药酒

【药物配比】天南星10g，山慈菇12g，重楼10g，醇酒250mL。

【功能主治】清热解毒，消炎止痛。主治带状疱疹。

【用法用量】用药汁擦患处，每日3次。

【自制方法】将酒放入粗碗内，再用上药磨酒，磨完后密封备用。

白鲜樟脑酒

【药物配比】白鲜皮50g（碾碎），铁锈、樟脑各5g，白酒250mL。

【功能主治】祛风燥湿，清热解毒。主治顽癣。

【用法用量】以药酒擦患处，每日2次。

【自制方法】上药同入玻璃容器内，加入白酒，静置3日，压榨过滤即成。

癣酒

【药物配比】川槿皮60g，海南大风子、白鲜皮、海桐皮、百部、苦楝皮、地肤子、蛇床子、猪牙皂各30g，斑蝥6g，蟾酥12g，75%乙醇500mL。

【功能主治】主治头癣。

【用法用量】将配好的癣酒用消毒纱布或棉签直接涂于患者病灶处，涂抹时应从周边向中心进行，每日4~6次，连续用药1个月为1个疗程。

【自制方法】前9味药共为粗末，与斑蝥共浸入75%乙醇，隔日振摇1次，10日后过滤，加入蟾酥即可使用。

【宜忌】治疗期间禁食辛辣温燥及鱼虾等物，忌触碱类、机油等对皮肤有刺激之品。

紫草新会蛇药酒

【药物配比】新会蛇药酒100mL，紫草（研末）20g，冰片（研末）2g。

【功能主治】用于治疗带状疱疹。

【用法用量】取本品适量，涂擦患处，每日4次，连用1周。

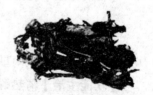

紫草

【自制方法】将以上3味药混匀即可使用。

三黄二白酒

【药物配比】雄黄、白矾各100g，黄连、黄柏各50g，冰片12g，75%乙醇1L。

【功能主治】清热化湿，治疗带状疱疹。

【用法用量】用药棉蘸取药液涂抹患处，每日6次，一般2~3日痊愈。

【自制方法】将黄连、黄柏碎成粗粉，雄黄、白矾、冰片研成细粉，混合，加乙醇浸泡于密闭容器内，7日后过滤，取滤液备用。

五毒酒

【药物配比】斑蝥、红娘子、樟脑各6g，全蝎、蜈蚣各6条，60%乙醇（或60度白酒）250mL。

【功能主治】神经性皮炎、干癣。

【用法用量】每日2~3次，用小棉签或毛刷浸蘸药液涂擦于受损之皮肤，用药24小时后局部可出现水疱，未发水疱者可继续用药。

【自制方法】将上5味药混合用浓度60%的乙醇或白酒浸泡，以浸淹为量，两星期后取浸液，密存备用。

【宜忌】①涂药时要保护好周围健康皮肤，不慎流上随即擦去。②避免搔抓，防止感染，炎性渗出较多时可涂紫药水。③皮损范围大或多处者，可分数次治疗，一般1次不超过3处。④有溃疡、糜烂、感染、渗出者不宜用本法。⑤本药有毒，不可内服。⑥药液应密闭存放，存放过久或浓度过低时影响疗效。

斑蝥酒

【药物配比】斑蝥2g，65度白酒100mL。

【功能主治】用于治疗神经性皮炎。

【用法用量】轻涂患处，每日1~2次。

【自制方法】上药以酒浸泡7日，取上清液备用。

斑蝥青皮酒

【药物配比】斑蝥30只，青皮6g，白酒250mL。

【功能主治】用于治疗牛皮癣。

【用法用量】以棉签蘸取此酒，反复涂癣上，直至患部发热及痛痒并起白疱时，然后刺破白疱，用清洁水洗去蜕皮，如不易蜕去，可再涂药酒2~3次，皮蜕乃愈。

【自制方法】上药共入瓶内浸2~7日即可使用。

苦参止痒酒

【药物配比】白鲜皮150g，土荆芥150g，苦参150g，白酒1~1.5L。

【功能主治】利湿，杀虫，止痒。用于治疗神经性皮炎、牛皮癣。

【用法用量】外用，涂患处，每日2~3次。

【自制方法】将上述药材粉碎成粗粉，加适量白酒，置有盖容器内浸渍7~14日，过滤，压榨残渣，滤液与压榨液合并，静置24小时，过滤，添加适量白酒使溶液至1L即得。

愈癣药酒

【药物配比】苦参子、土槿皮、花椒、樟脑、木通、白及、骨碎补、百部、槟榔各50g，高粱酒750mL。

【功能主治】主治一切癣疮，不论干湿新久，症见皮肤顽厚、浸淫作痒、走串不定者。

【用法用量】用笔蘸涂，一日2次，至愈为度。

【自制方法】上药用高粱酒浸之，7日后即可使用。

【宜忌】此酒药性甚烈，不可误涂好肉上。

梅 毒

止痛妙绝酒

【药物配比】人参25g，大黄25g，乳香末、没药末各5g，白酒30mL。

【功能主治】主治便毒肿硬，不消不溃，疼痛不已，1服立即止痛。

【用法用量】空腹适量饮服，每日2~3次。

【自制方法】以人参、大黄合酒、水各30mL，煎至30mL，加入乳香末、没药末即可。

杨梅疮酒

【药物配比】黄柏、黄芩、车前子、独活、丁香、红娘子、萹蓄、皂角刺、川黄连、蛇蜕、鹤虱各6g，土茯苓、白花蛇、地骨皮各30g，牛蒡子、木通、白芷、大黄、天花粉各9g，黑、白丑各18g，大风子肉、生地黄各12g，斑蝥3g（去头足），蜈蚣2条（去头足），糯米10g，白酒1L。

【功能主治】发汗透邪，活血通络。用于治疗梅毒未根治，毒侵筋骨，周身骨节疼痛，如遇天气变化则痛剧，坐卧不安者。

【用法用量】口服，每早日、晚各1次，每次30~45mL。若兼外擦患处，日擦数次，内外并治，效果尤佳。

【自制方法】先将斑蝥、红娘子以糯米炒至米黄为度，去米不用。将白花蛇去鳞，合上药共研为粗末，浸入酒中，密封，15日后即可服用。

金蟾脱壳酒

【药物配比】大虾蟆（去内脏）1个，土茯苓150g，醇酒1L。

【功能主治】解毒，止痛，消疮痈。用于治疗杨梅疮，结毒筋骨疼痛。

【用法用量】随量饮之，以醉为度，无论冬夏，盖暖出汗为效。余存之酒，次日随量饮之，酒尽疮愈。

【自制方法】将上药同贮于瓶中，瓶口封严，武火煮40分钟左右，香气出时取出，去渣备用。

【宜忌】服药酒期间忌房事。

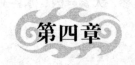

骨科用酒类

颈椎病

茄皮鹿角酒

【药物配比】茄皮120g，鹿角霜60g，白酒750mL，赤砂糖200g。

【功能主治】用于治疗颈椎病。

【用法用量】每日2~3次，随量饮服。

【自制方法】上药用白酒浸泡10日，去渣过滤，加入赤砂糖即成。

风伤酊

【药物配比】上骨片（鹿角）5g，蛤蚧（去头爪）10g，蕲蛇（去头）30g，白酒600mL。

【功能主治】用于治疗神经根型颈椎病。

【用法用量】每次服10~20mL，每日3次，15日为1个疗程，间隔7~10日后，继服第2疗程，一般2~3个疗程痊愈。

【自制方法】上药入酒中浸7日，去渣过滤，贮瓶备用。

龟板酒

【药物配比】龟板、黄芪各30g，肉桂10g，当归40g，生地黄、茯神、熟地黄、党参、白术、麦门冬、五味子、山茱萸、枸杞子、川芎、防风各15g，羌活12g，60度白酒2L。

【功能主治】益气健脾，补肾活血。用于治疗颈椎病。

【用法用量】早、晚各饮20mL，1个月为1个疗程。

【自制方法】以上各药研为粗末，放入布袋，浸在60度酒内，酒以淹住布袋为宜，封闭半日即可饮用，饮完再用酒浸泡。

【按】有医院以该酒治疗颈椎病45例，治疗结果显效24例，好转16例，总有效率88.9%。说明此方可促进局部血液循环，消除组织水肿及神经根水肿，增强新陈代谢，从而达到治疗本病的目的。

白花蛇酒

【药物配比】小白花蛇1条（约20g）、羌活20g，独活20g，威灵仙20g，当归10g，川芎10g，白芍10g，桂枝10g，鸡血藤20g，白酒2.5L。

【功能主治】祛风胜湿，活血化瘀。用于治疗颈椎病。

【用法用量】每日服2~3次，每次30~60mL。

【自制方法】取白酒浸泡上药，3日后服用。

芍药葛根木瓜酒

【药物配比】白芍60g，葛根30g，木瓜30g，鸡血藤24g，桑枝18g，桂枝18g，炙甘草12g，白酒1.5L。

【功能主治】活血舒筋，解肌止痛。用于治疗颈椎病。

【用法用量】口服，每次15~30mL，每日2次。

【自制方法】上药洗净晾干，用白酒浸泡，密封容器，7日后开启饮用。

蛇鹿药酒

【药物配比】熟地黄15g，丹参10g，桑枝10g，生麦芽10g，当归尾10g，骨碎补15g，肉苁蓉10g，生蒲黄20g，鸡血藤20g，蛇蜕6g，鹿衔草15g，白酒1.5L。

【功能主治】补肝益肾，养血通经，祛风止痛。主治颈椎病。

【用法用量】口服，每次15~30mL，每日2~3次。

【自制方法】上药用白酒浸泡14日后，过滤去渣，即可饮用。

急性扭挫伤

栀黄酒

【药物配比】栀子60g，大黄、乳香、没药、一枝蒿各30g，樟脑饼1个（约7g），白酒1L。

【功能主治】用于治疗各种闭合性软组织损伤、挫伤、撞伤，及无名肿毒、肋间神经痛。

【用法用量】参照软组织损伤的范围、疼痛面积的大小，剪相应大小的敷料块浸入药液，拧半干，敷于患处，再盖以敷料，用胶布固定，24小时换药1次，轻者1~2帖愈，重者2~4帖即愈，用4次以上无效者则停用。

【自制方法】将上药装入瓶内，加白酒浸泡两星期，密闭备用。

【宜忌】禁内服，孕妇慎用。

建曲酒

【药物配比】建曲100g，黄酒200mL，白酒200mL。

【功能主治】用于治疗急性腰扭伤。

【用法用量】每日1次，每次50mL，也可依自己酒量饮用。

【自制方法】以上3味药共合一处，泡2小时即成。

【按】建曲常用于消化不良症，用治腰痛者甚少，查李时珍《本草纲目》有"闪挫腰痛者，煅过淬酒温服有效"的记载，故用之。

酒曲酒

【药物配比】酒曲20g，老酒100mL。

【功能主治】主治挫闪腰痛，不能转侧。

【用法用量】每次服50mL，服后仰卧片刻。见效再服。

【自制方法】陈久酒曲一大块，烧通红，淬以老酒，去酒曲渣即成。

韭菜酒

【药物配比】鲜韭菜或韭菜根30g，黄酒90mL。

【功能主治】行气活血，治急性闪挫性扭伤之气滞血阻、心痛及赤痢。

【用法用量】趁热顿服之，每日1~2剂。

【自制方法】2味药共煮沸，或以韭汁调酒。

【按】韭之名始见于《诗经》，其性味辛温，有温中、行气、散血、解毒之功，能治胸痹、痢疾、跌打损伤等症，也治吐血、衄血、尿血，故可作药酒之材。

桂枝当归酒

【药物配比】桂枝15g，当归10g，川芎10g，红花10g，透骨草30g，75%乙醇300mL。

【功能主治】活血温经，消瘀止痛。主治急性扭挫伤。

【用法用量】用棉球蘸药酒，搓洗患处，每日4~6次。

【自制方法】用浓度75%的乙醇，将以上诸药放入乙醇内浸泡24小时后备用。

无敌药酒

【药物配比】黄芪60g，人参30g，菟丝子60g，熟地黄60g，杜仲50g，续断60g，血竭60g，炙乳香5g，炙没药5g，桂枝50g，酒与药材按1∶1比例调配。

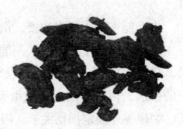

熟地黄

【功能主治】补气养血，强筋健骨，祛风除湿，消肿止痛。主治急性扭挫伤、风湿性关节炎、骨质增生。

【用法用量】适量饮服，每次20~30mL。

【自制方法】上药用白酒浸泡14日即得。

【按】本药系王子荣老中医临床应用多年的经验方。

三七红花酒

【药物配比】三七、红花各10g，乳香、没药各20g，梅片5g，制川乌、制草乌各15g，60度高粱酒1L。

【功能主治】温经活血。主治急性踝关节扭伤。

【用法用量】用棉球将药酒涂于患处，再用红外线灯直接照射20分钟，其间每隔5分钟涂药液1次。再以推拿手法理筋整复。外敷自制新伤膏药：以大黄、黄柏、黄芩各20g，血通、延胡索、白芷各10g，上药共为细末，再加麝香0.5g，用医用凡士林调成膏。将膏药涂于纱布上外敷，再用绷带包扎固定，隔日换药1次；并嘱患者宜平地行走，不能用足尖或足跟着力，夜间睡时适当抬高患足。

【自制方法】上药用60度高粱酒浸泡10日以上即得。

【宜忌】本品处方中的川乌、草乌毒性较大，需要在用药时加工炮制。

红花酒煎

【药物配比】红花30g，栀子20g，桃仁20g，芒硝60g，白酒1L。

【功能主治】活血祛瘀，消肿止痛。用于治疗关节扭伤。

【用法用量】以纱布浸药酒湿敷，伤后24小时内冷敷，一日4~6次，10日为1个疗程。同时施以柔顺按摩法，即采取与肌纤维方向平行的手法，由近端向远端或由远端向近端理顺肌纤维，之后用石膏托、绷带等外固定损伤关节，限制其活动。

【自制方法】上药共研粗末，加白酒浸泡30分钟，微火煎煮10分钟，取其滤液即成。

骨 折

接骨草酒

【药物配比】接骨草叶500g，95%乙醇750mL。

【功能主治】消肿、止痛，促患部毛细血管扩张，改善局部血液循环，促进骨胳生长，有助骨折愈合。

【用法用量】用纱布包敷骨折部位，以小夹板或石膏固定，然后将药酒滴入小夹板下将纱布浸湿为宜，每日2~3次，成人每次50mL，儿童酌减。

【自制方法】将新鲜接骨草叶捣烂，加少许乙醇，炒至略带黄色，然后文火煎1~2小时，搓挤出药汁过滤，配成浓度45%的乙醇药酒便可使用。

风伤药酒

【药物配比】四块瓦50g，重楼75g，姜黄75g，山栀75g，茜叶30g，阿利藤15g，射干30g，云实30g，商陆15g，土黄柏75g，驳骨丹75g，白芍50g，星宿叶50g，毛茛50g，紫菀50g，冰片7.5g，百两金30g，75%乙醇2L。

【功能主治】祛风湿，健骨。用于促进骨折的愈合及肢体功能的恢复。

【用法用量】外擦，每日3次，连用1个星期。

【自制方法】将上药共研成细末，用适量的浓度75%乙醇浸泡10日后，过滤取液，药渣加剩余乙醇浸泡5日后过滤弃渣，两次药液合并，装瓶备用。

七叶红花酒

【药物配比】七星草100g，叶下花100g，小黑牛50g，滴水珠

50g，红花20g，苏木25g，紫荆皮25g，伸筋草20g，自然铜50g，大雪上一枝蒿25g，马钱子50g，牡丹皮25g，大黄25g，栀子50g，木瓜50g，血竭10g，牛膝20g，杜仲25g，冰片（后下）5g，75%乙醇2L。

【功能主治】化瘀止痛，续筋接骨，祛风除湿。主治跌打损伤、骨折脱臼、风湿性关节疼痛。

【用法用量】外擦患处，每日4~5次。此酒剧毒，严禁口服。

【自制方法】将以上中草药粗研后装入瓷器内密封浸泡在2L乙醇内，每日摇荡搅拌1次，15日即可使用，使用时加冰片。

【宜忌】本品处方中的马钱子毒性较大，需要在用药时加工炮制。

茴丁酒

【药物配比】茴香15g，丁香15g，樟脑15g，红花15g，白酒300mL。

【功能主治】散寒，活血，化湿。用于治疗骨折后期局部肿胀。

【用法用量】用棉球蘸药汁涂于伤处，以红外线治疗灯照射，距离患处20~30cm，每日1次，每次20分钟，7次为1个疗程。

【自制方法】取白酒把药物浸于酒中，1星期后取汁使用。

抗骨刺酒

【药物配比】伸筋草、透骨草、杜仲、桑寄生、赤芍、海带、积雪草各15g，追地风、千年健、防己、秦艽、茯苓、黄芪、党参、白术、陈皮、佛手、牛膝、红花、川芎、当归各9g，枸杞子6g，细辛、甘草各3g，白酒1.5L。

【功能主治】益肾健脾，活血行气，祛风湿。用于治疗骨质增生症。

【用法用量】每次服10mL，每日服3次，服1L为1个疗程。

【自制方法】上药加入白酒浸泡1~2周，去渣留汁饮用。

【宜忌】本品处方中的细辛毒性较大，需要在用药时加工炮制。

骨质增生

复方威灵仙药酒

【药物配比】威灵仙60g，淫羊藿20g，五加皮50g，狗脊50g，防风50g，骨碎补50g，五味子50g，白芍50g，土鳖虫30g，地黄60g，枸杞子50g，紫石英60g，白酒2L。

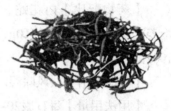
威灵仙

【功能主治】祛风散寒，除湿，通经散瘀，补肝肾。用于治疗骨质增生。

【用法用量】每次服30mL，每日2~3次，3个月为1个疗程。

【自制方法】上药浸入白酒中1个月即可取饮。

细辛蜈蚣酒

【药物配比】组方Ⅰ：细辛12g，蜈蚣10g，乳香20g，没药20g，红花12g，桂枝20g，樟脑10g，50度白酒2L，米醋1L。

组方Ⅱ：威灵仙30g，红花10g，乳香30g，没药30g，血竭30g，黑胡椒30g。

【功能主治】温经，活血，止痛。用于治疗骨质增生。

【用法用量】取Ⅰ号方药酒200mL，加入米醋100mL调匀，备用。根据患病部位大小，取Ⅱ号方药末5~7g，用Ⅰ号方醋拌药酒调成膏状敷于患处，其上用塑料薄膜覆盖，用绷带包裹固定。每日1

次，每次3小时，10日为1个疗程。敷药后局部红、痒、热为正常，甚者可用淡盐水擦洗或缩短敷药时间。

【自制方法】组方Ⅰ：将细辛、蜈蚣等7味中药放入容器中，加入50度白酒浸1个月，过滤取汁即成。组方Ⅱ：取将威灵仙、红花6等味药共为细末，过筛备用。

【宜忌】皮肤病患者、过敏体质者及孕妇禁用。

增生风湿药酒

【药物配比】白花蛇、肉桂、川乌、钩藤、千年健、甘草、炮姜、木香、地枫皮各10g，丁香、葛根、羌活、独活各8g，红糖100g，白酒1.5L。

【功能主治】祛风除湿。用于治骨质增生及风湿性关节炎。

【用法用量】每日服20~40mL，分3次服。轻者服2周，重者服1个月。

【自制方法】上药细碎，装入纱布袋，放入坛子，加白酒、红糖，以小火炖至余药液500mL即可。

【宜忌】本品处方中的川乌毒性较大，需要在用药时加工炮制。

强骨灵药酒

【药物配比】熟地黄、骨碎补各30g，淫羊藿、肉苁蓉、鹿衔草、鸡血藤、莱菔子、延胡索各20g，白糖100g，白酒1L。

【功能主治】通经活血，补骨，理气，镇痛。用于治疗增生性膝关节痛。

【用法用量】口服，每次10mL，每日2次。连续服用2~4个疗程，每个疗程15日。

【自制方法】将上药细碎，加入白酒，密闭浸渍，每日搅拌1~2次，1个星期后，每星期搅拌1次，共浸渍30日，取上清液，压榨药渣，榨出液与上清液合并，加适量白糖，密封14日以上即成。

骨质增生酒

【药物配比】山蜡梅、钩藤根、四块瓦、见血飞各30g，金荞麦、威灵仙根、五香血藤、鹿衔草、凤仙花根、地龙、土鳖虫各40g，水冬瓜根皮、淫羊藿各60g，川红花、青木香、三七各20g，55度白酒2.5L。

【功能主治】舒筋活络，散瘀止痛。主治增生性或肥大性关节炎。

【用法用量】口服，每次15~20mL，日服3次。

【自制方法】将前16味洗净，切碎，置容器中，加入白酒，密封浸泡7~10日后即可取用。

骨质疏松症

补肾壮骨酒

【药物配比】人参40g，当归60g，熟地黄60g，枸杞子60g，制首乌80g，鸡血藤100g，桑葚60g，女贞子60g，黄精60g，山茱萸50g，龟胶50g，鹿胶50g，蛤蚧10g，仙茅50g，补骨脂50g，杜仲60g，乌梢蛇10g，白花蛇10g，续断60g，金狗脊50g，五加皮50g，野猪骨100g，桑寄生80g，独活50g，怀牛膝50g，丹参80g，海马10g，红花50g，冰糖1.5kg，50度白酒15L。

【功能主治】补肾壮阳，祛风除湿，活血行气。用于治疗骨质疏松症。

【用法用量】每日服2次，每次30~50mL，可在用餐时饮用，两个月为1个疗程，久服更佳。

【自制方法】将上药细碎，置于容器中，加入白酒、白糖，密封浸泡15日后开启，即可取用。

强筋壮骨酒

【药物配比】骨补碎50g，补骨脂50g，杜仲50g，牛膝50g，枸杞子50g，黑大豆50g，核桃仁20枚，大枣20枚，50度以上白酒4L。

【功能主治】强筋壮骨。用于治疗中老年人腰酸背疼，及缺钙所致骨质疏松症。

【用法用量】每次服10~20mL，每日1~2次，不可多服。午饭后半小时服1次，晚饭后半小时服1次。

【自制方法】黑大豆干炒，将黑大豆同余药捣细碎，入50度以上的白酒中泡两星期，每日摇一摇。

【宜忌】重症高血压、冠心病患者，有肝病、溃疡、酒过敏者，及孕妇、乳母不可饮用。

山药茯苓糟酒

【药物配比】怀山药（炒）、茯苓各150g，薏苡仁500g，杜仲、牛膝各150g，酒曲250g，糯米2.5kg。

加减：疼痛剧烈加延胡索120g，可理气止痛；多汗加地骨皮120g，可退虚热止汗；形寒肢冷加鹿茸粉1g，调酒服，每日服1次。

【功能主治】用于治疗中老年骨质疏松症。

【用法用量】每日饮服2次，10日服完。

【自制方法】上药水煎取药汁。糯米、薏苡仁洗净，水浸8小时，蒸熟待凉。下入酒曲、药汁和匀，放入酒缸中，置保温处，春夏3~5日，秋冬5~7日，闻有酒香即可过滤服用。

杜仲灵芝酒

【药物配比】杜仲50g，灵芝片50g，大枣36枚，冰糖300g，干红葡萄酒或自制葡萄酒2.5L。

【功能主治】补虚，祛痛，强筋骨。用于治疗中老年骨质疏松症。

【用法用量】每次饮50mL，每日2~3次，饭后饮。饮完后再续酒，至味薄为止。长期饮用效果更佳。

【自制方法】将上药入干红葡萄酒或自制葡萄酒中浸泡1周后即可饮用。

【宜忌】服药期间须戒烟，并禁饮其他白酒。

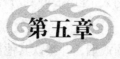

第五章

五官科用酒类

口齿病

双乌止痛酒

【药物配比】川乌9g，草乌3g，
高良姜9g，细辛3g，白芷3g，白酒
500mL。

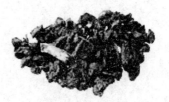

川乌

【功能主治】镇静，止痛，麻
醉。适用于龋齿。

【用法用量】用药酒含漱于龋齿处，一般连用2~3次即可止痛。

【自制方法】将各药磨成粗末同酒共置酒壶内，稍浸片刻煨热即可。

【宜忌】本品处方中的川乌、草乌、细辛毒性较大，需要在用药时加工炮制。

半夏酒

【药物配比】半夏20枚，白酒1L。

【功能主治】主治重舌满口。

【用法用量】取酒适量加热，趁热含之，冷时即吐，又含热者，以瘥为度。内服亦有效。

【自制方法】上药水煮10分钟，再浸泡片刻，趁热用白酒浸之，密封容器，经3日即可使用。

齿肿酒

【药物配比】松叶50g，盐10g，白酒600mL。

【功能主治】专治齿肿。

【用法用量】趁热含之，冷即吐，瘥即止。

【自制方法】上药以白酒600mL煮取200mL即成。

杉叶酒

【药物配比】杉叶150g，川芎、细辛各100g，白酒800mL。

【功能主治】专治齿肿。

【用法用量】含酒漱口，每日8~10次。

【自制方法】上药3味切细，以酒800mL煮取500mL即得。

【宜忌】本品处方中的细辛毒性较大，需要在用药时加工炮制。

头风齿痛酒

【药物配比】川椒100g，莽草（熬）50g，白术、郁李根、独活、川芎各100g，细辛、防风各50g，白酒600mL。

【功能主治】主治头面风、口齿痛。

【用法用量】口含药酒，以症状缓解为度，勿咽汁。

【自制方法】以上8味中药切碎，以酒煮三五沸，去渣即成。

【宜忌】本品处方中的细辛毒性较大，需要在用药时加工炮制。

必效牙痛酒

【药物配比】防风、附子、川椒各100g，莽草（炙）50g，清酒

1.5L。

【功能主治】专治齿痛。

【用法用量】每次取散5~8g，以清酒50mL温之，含少许药酒漱口，勿咽汁。

【自制方法】以上4味中药捣筛为散，备用。

【宜忌】本品处方中的附子毒性较大，需要在用药时加工炮制。

连柏栀子酒

【药物配比】黄连25g，黄柏150g，栀子20枚，白酒1.5L。

【功能主治】主治舌上出血如簪孔，齿龈出血，便血。

【用法用量】每次服20~30mL，每日2次。

【自制方法】上药用酒渍1宿，去渣，煮3沸即成。

独活酒

【药物配比】独活200g，酒2L。

【功能主治】主治齿根空，肿痛困毙。

【用法用量】趁热含之，未瘥再服，每日3次。

【自制方法】上药以酒2L浸于净器中，用塘火煨，使稍沸，煎至1L，去渣即成。

川乌独活酒

【药物配比】川乌、独活、郁李根、白鲜皮各50g，醇酒1.5L。

【功能主治】用于治疗牙痛。

【用法用量】令酒冷热适中，含口内，每日3次，以治愈为度。

【自制方法】以上4味中药切碎，以白纱布袋盛之，以醇酒1.5L，渍1宿，缓火煮取1L，去渣即成。

【宜忌】只可口含，不可下咽，有毒恐伤人。

细辛柳枝酒

【药物配比】细辛100g，柳枝皮200g，白酒2L，大豆60g。

【功能主治】主治牙齿动摇，疼处齿龈宣露，不能咬物。

【用法用量】每次温药酒300mL，热含冷吐，以愈为度。

【自制方法】上前2味药细碎，在铁锅中炒至黄，放入大豆再炒。等爆声绝，盛于瓷器中，用白酒浸1宿即成。

【宜忌】本品处方中的细辛毒性较大，需要在用药时加工炮制。

地黄独活酒

【药物配比】生地黄、独活各150g，白酒1L。

【功能主治】主治牙根肿痛。

【用法用量】含漱，热含冷吐，每日3次。

【自制方法】上药切细，用酒渍1宿即成。

羊胫骨酒

【药物配比】羖羊胫骨1.5kg，酒曲250g，糯米5kg。

【功能主治】主治脾肾虚弱之筋骨挛痛、牙齿动摇。

【用法用量】每日3次，每次饮服20~40mL。

【自制方法】将羊胫骨煮汁，同曲、米如常法酿酒，去渣即成。

矾石牙痛酒

【药物配比】矾石（烧令汁尽）、藜芦（炙）、防风、细辛、干姜、白术、川椒（炙令汗）、甘草（炙）、蛇床子、附子（炮）各2.4g，白酒500mL。

【功能主治】主治牙齿疼痛，龋齿，牙根宣露，或齿已落者。

【用法用量】将药酒搅调后含漱，每日3次，不可咽下，吐后再以白酒漱去药气。

【自制方法】以上10味药捣筛成散，将酒烫热，放入药散，搅调即成。

【宜忌】本品处方中的细辛、附子毒性较大，需要在用药时加工炮制。

复方止痛酒

【药物配比】制川乌3g，露蜂房3g，细辛3g，白芷6g，白酒100mL。

【功能主治】温经止痛。用于治疗龋齿。

【用法用量】将药酒含于龋齿处1~2次。或用棉球蘸药液塞于龋齿处，数分钟即可止痛。

【自制方法】将各药研磨成粗末，同酒共置密闭玻璃容器内，稍浸片刻，煨热即成。

【宜忌】本品处方中的川乌、细辛毒性较大，需要在用药时加工炮制。

咽喉病

鳜鱼胆酒

【药物配比】腊月取鳜鱼胆1枚（悬北檐下使干），白酒200mL。

【功能主治】治骨鲠或竹木签刺喉中不下。

【用法用量】温饮，若得逆吐，骨即随出。若未吐再饮，以吐为度。虽鲠在腹中且久痛黄瘦甚者，服之皆出。

【自制方法】取风干鱼胆1枚，用酒200mL煎化即成。

紫苏子酒

【药物配比】紫苏子（微炒）60g，清酒1.5L。

【功能主治】祛风，顺气，利膈，治咽喉痛。

【用法用量】每次20~30mL，日服3次。

【自制方法】上药捣碎，用纱布袋盛之，放入酒中，浸3宿即得。

丹砂酒

【药物配比】丹砂（研）、桂枝（去粗皮）、绛矾各25g，白酒1.5L。

【功能主治】主治急喉痹。

【用法用量】含之10数次即愈。

【自制方法】以上3味中药研末，以纱布袋盛之，用白酒浸3日即成。

槐白皮酒

【药物配比】槐白皮30g，白酒500mL。

【功能主治】祛风利湿，消肿止痛。用于治疗热病口疮、牙疳、喉痹。

【用法用量】温服，每次20mL，日服3次。

【自制方法】将槐白皮切碎，置容器中，加入白酒和清水各500mL，以文火煎至减半，去渣备用。

白芥子酒

【药物配比】白芥子（研碎）100g，白酒500mL。

【功能主治】主治伤寒后身体虚肿，失音不语。

【用法用量】熨项颈周遭，冷则更温之。

【自制方法】上药用酒煮半熟，注入热水袋中。

妇人乳酒

【药物配比】酒500mL，妇人乳汁500mL。

【功能主治】主治喉痹卒不得语。

【用法用量】分4次服用，温服。

【自制方法】将上药和合搅匀即得。

蘘荷根酒

【药物配比】蘘荷根（研绞取汁）100g，白酒300mL。

【功能主治】用于治疗喉痛及大声咽喉不利。

【用法用量】每日温服150mL，不拘时候，分3~4次服。

【自制方法】上药相和调匀即得。

青果酒

【药物配比】白酒1L，干青果50g，青黛5g。

【功能主治】清热利咽，凉血解毒。用于治疗咽喉肿痛，口渴，烦热等症。

【用法用量】日服3次，每次15~20mL。

【自制方法】将干青果洗净，晾干，逐个拍破。青黛研细，以纱布袋贮之，共入酒浸泡15日，每隔5日摇动1次。

槐肉泡酒

【药物配比】槐肉20~30g，白酒1L。

【功能主治】用于治疗慢性咽炎，中医称"梅核气"者。

【用法用量】每日服3次，每次10~15mL，一般服7日即愈。

【自制方法】上药用白酒浸泡7日即可饮用。

鼻 病

莱菔酒

【药物配比】莱菔100g，白酒200mL。

【功能主治】主治鼻衄血不止。

【用法用量】候温，去渣，1次服完。

【自制方法】莱菔切细碎，先煎酒令沸，再下莱菔，煎1~2沸即成。

葫芦子酒

【药物配比】苦葫芦子（捣碎）30g，白酒300mL。

【功能主治】用于治疗鼻塞，眼目昏痛，胸闷。

【用法用量】取药酒少许纳鼻中，每日3~4次。

【自制方法】将上药置于净瓶中，用醇酒浸之，经7日后开启，去渣备用。

麻黄根酒

【药物配比】生麻黄节、生麻黄根各80g，白酒1.5L。

【功能主治】主治酒渣鼻。

【用法用量】口服，早、晚各服25mL，10日为1个疗程。

【自制方法】先将麻黄节、麻黄根切碎，然后用水冲洗干净，放入净瓶内，加进白酒，加盖，即用武火煎30分钟后，置于阴凉处3小时，用纱布过滤，装入瓶内备用。

轻硫酒

【药物配比】轻粉、硫黄各15g，生大黄、百部各50g，95%乙醇300mL。

【功能主治】清热解毒，凉血杀虫。主治酒渣鼻。

【用法用量】外用，每日早、晚用温开水洗脸擦干后，以毛笔蘸药液少许在皮损处涂抹3~5分钟。1个月为1个疗程，一般用药1~2个疗程可痊愈。

【自制方法】将上药共研细末，溶于浓度95%的乙醇中，每日摇荡2次，浸泡6~10日即可外擦患处。

耳 病

磁石酒

【药物配比】锈铁15kg，磁石500g，酒曲250g，糯米5kg。

【功能主治】主治久聋或后天性耳聋。

【用法用量】饮酒取醉，用消毒棉裹酒磁石渣纳耳中，覆头卧，酒醒去磁石。如此十数遭，酒尽即瘥。

【自制方法】将锈铁以水10L浸3宿，取浓汁5L，和入曲、米，如常法酿酒，候熟；取磁石研末，以纱布袋盛之，浸酒中3日即成。

磁石木通酒

【药物配比】磁石（捣碎，用消毒棉裹）25g，木通、石菖蒲（米泔浸1~2日，切焙）各250g，白酒5L。

【功能主治】主治肾虚耳聋耳鸣，耳内如有风水声。

【用法用量】每次饮200mL，一日2次。

【自制方法】上药木通、石菖蒲切细，以纱布袋盛之，与磁石共置容器中，加入白酒，密封浸泡，春夏3日，秋冬7日，即可取用。

石英磁石酒

【药物配比】白石英（碎如麻子粒）、磁石（火煅令赤，醋淬，如此5遍）各250g，白酒2L。

【功能主治】益精髓，保神守中。主治耳聋及肾脏虚损。

【用法用量】每次服30~50mL，不计时候，随时温服，常令体中有酒气。药酒将尽时再添新酒浸之。

【自制方法】上药捣筛，以纱布袋贮之，置容器中，以白酒浸5~6日即成。

耳聋耳鸣药酒

【药物配比】磁石150g，山茱萸50g，防风30g，山药30g，石菖蒲30g，远志30g，制川乌10g，蔓荆子30g，菊花30g，川芎30g，细辛30g，肉桂30g，干姜30g，茯苓30g，熟地黄90g，米酒2.5L。

【功能主治】疏风通络，补肝肾。适用于邪风入脑、耳中，久而不散，壅滞耳窍，致耳鸣耳聋，听物不利。

【用法用量】每日2~3次，每次服50~100mL，以愈为度。

【自制方法】上述药物共碾细碎，用纱布袋盛之，置容器中，加入米酒，密封浸酒2周，静置过滤即成。

【宜忌】本处方中的细辛、川乌毒性较大，需要在用药时加工炮制。

聪耳酒

【药物配比】鸡矢白（熬令黄）30g，乌豆（炒令爆声绝）60g，无灰酒500mL。

【功能主治】用于治疗耳聋。

【用法用量】温服，日服1次，每次50~80mL，盖厚被取汗，以愈为度。

【自制方法】以上2味药，先炒大豆令声绝，再入鸡屎白炒令黄，取酒淋之，待稍凉滤渣即成。

瓜蒌根酒

【药物配比】瓜蒌根600g，白酒2L。

【功能主治】用于治疗2~3年耳聋。

【用法用量】温服，每次30~50mL，日服3次。

【自制方法】上药切细，以酒煮3沸，去渣即成。

【宜忌】脾胃虚寒、大便滑泄者慎服。

菖蒲木通酒

【药物配比】石菖蒲100g，川木通100g，磁石500g，防风100g，肉桂100g，黄酒2.5L。

【功能主治】疏风通窍。适用于虚劳所致之耳聋、耳鸣。

【用法用量】每日3次，每次空腹温饮30~50mL。

【自制方法】上药共捣碎，以纱布袋盛之，置于酒中浸泡2周，过滤去渣，装瓶备用。

苍耳愈聋酒

【药物配比】苍耳子（拣净）、防风（去杈）、牛蒡子（炒）各150g，独活（去芦头）、木通各100g，生地黄（洗）150g，人参50g，薏苡仁100g，黄芪150g，桂枝（去粗皮）100g，白茯苓（去黑皮）125g，白酒5L。

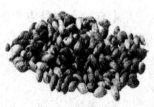

苍耳子

【功能主治】用于治疗肾间风热之骨疼耳聋，及肾中实邪。

【用法用量】空腹服，初服每次30mL，每日2次，以后随酒量加至50~70mL。

【自制方法】上药共捣碎，以纱布袋盛之，置于酒中浸泡7日，过滤去渣，装瓶备用。

牡荆子酒

【药物配比】牡荆子120g，白酒1L。

【功能主治】利气，化痰，开窍。适用于气滞性耳聋。

【用法用量】每日3次，每次空腹温饮30~50mL。

【自制方法】将牡荆子微炒，研碎，放入酒中浸泡，经常摇动酒瓶，7日后开封，去渣饮用。

磁石山萸酒

【药物配比】磁石（捣碎，水淘，去赤汁）250g，山茱萸100g，木通50g，防风（去芦头）50g，山药50g，石菖蒲100g，远志（去心）50g，天雄（炮裂，去皮脐）50g，蔓荆子50g，甘菊花50g，细辛50g，肉桂（去粗皮）50g，干姜（炮裂，制）50g，白茯苓50g，熟地黄150g，白酒7.5L。

【功能主治】主治风邪入脑，缠络壅塞，久而不散，使耳中嗡嗡，不闻人语声，或伴眩晕。

【用法用量】每日3次，每次空腹温饮30~50mL，以瘥为度。

【自制方法】上药共捣碎，以纱布袋盛之，置于酒中浸泡7日，过滤去渣，装瓶备用。

石菖蒲木瓜酒

【药物配比】鲜石菖蒲20g，鲜木瓜20g，桑寄生30g，小茴香10g，九月菊20g，白酒1.5L。

【功能主治】主治眩晕，耳鸣，阳虚恶风。

【用法用量】每日1次，早晨空腹温饮30~50mL，以瘥为度。

【自制方法】将上药细碎，以纱布袋盛之，置于酒中浸泡7日，过滤去渣，装瓶备用。

黄连滴耳酒

【药物配比】川黄连9g，冰片0.5g，高粱酒100mL。

【功能主治】用于治疗化脓性中耳炎。

【用法用量】按常规方法滴入少许双氧水清洗并擦干耳道后，用已消毒的塑料眼药瓶吸药液滴入耳道，每日2次，每次1~2滴。

【自制方法】将原药拣净杂质装入瓶内，然后加入高粱酒浸泡7日，过滤后再加入冰片即可使用。

【宜忌】本法用于单纯性中耳炎，一般连续用药3~5日即见效，用药后一般无不良反应，个别患儿稍有刺激感，但片刻即消失。

马钱冰片酒

【药物配比】制马钱子5个，冰片0.3g，50度白酒100mL。

【功能主治】清热散郁火，芳香通诸窍，消肿止痛，防腐生肌。用于治疗急、慢性化脓性中耳炎。

【用法用量】用时将患耳脓液拭净，滴入2~4滴药酒，每日2次，一般用5~7日即可。

【自制方法】将制马钱子用温水浸润后，剥净表皮，切成薄片，冰片研末，共浸在白米酒中，密封备用。

【宜忌】本品处方中的马钱子毒性较大，需要在用药时加工炮制。

眼 病

还睛神明酒

【药物配比】黄连（去须）250g，石决明、草决明、生姜、石膏、黄硝石、蕤仁、秦皮、山茱萸、当归、黄芩（去黑心）、沙参、朴硝、甘草（炙）、芍药、泽泻、桂枝（去粗皮）、荠菜子、车前子、淡竹叶、柏子仁、防风（去叉）、川乌（去皮脐）、辛夷、人参、川芎、白芷、瞿麦、桃仁（去皮尖双仁，炒）、细辛（去苗叶）、地肤子（炙）各150g，龙脑15g，丁香10g，真珠（无孔者）25颗，醇酒10L。

【功能主治】主治眼昏暗，及内外障失明。

【用法用量】饭后服100mL，勿使醉吐，稍稍增加，每日1~2次。

【自制方法】将以上34味中药细碎，以纱布袋盛，用醇酒投瓮中浸之，春夏17日，秋冬14日，即可取饮。

【宜忌】本品处方中的川乌、细辛毒性较大，需要在用药时加工炮制。

枸杞子酒

【药物配比】枸杞子2kg，白酒10L。

【功能主治】主补虚，去劳热。适用于肝肾虚损型目暗、目涩、迎风流泪等目疾。

【用法用量】初以50mL为始，后即随量饮之，日服2~3次。

【自制方法】将上药置于酒中浸泡7日即可取饮。

松膏酒

【药物配比】松脂5kg，糯米10kg，酒曲1kg。

【功能主治】补肝。用于治疗肝虚寒之迎风眼泪等症。

【用法用量】每次服100mL，每日2次。

【自制方法】上药细碎，以水浸1周，煮之，细细舀取上膏，水竭更添之，待脂如同烟尽，辄去火，等余脂冷而下沉，共取500g，和入曲、米，如常法酿酒，候30日后，去渣取汁细细饮之。

桑葚酒

【药物配比】鲜桑葚500g，糯米5kg，甜酒曲200g。

【功能主治】滋阴补血，益肾明目。用于治疗肝肾阴虚所致眩晕、耳鸣、视物模糊等。

【用法用量】不拘时，随量徐徐饮服。冬天宜温服。

【自制方法】将桑葚拣去杂质，去柄洗净，稍沥干，绞取汁煮沸，放凉，和入米、曲，如常法酿酒，经5~10日，去渣装瓶备用。

地黄年青酒

【药物配比】熟地黄100g，万年青150g，桑葚120g，黑芝麻60g，怀山药200g，南烛子30g，川椒30g，白果15g，巨胜子45g，醇酒2L。

【功能主治】适用于肝肾亏损，须发早白，视力、听力下降，未老先衰。

【用法用量】早、晚各服1次，每次空腹温饮30~50mL。

【自制方法】以上9味药共捣细，用纱布包贮，置于净器中，用醇酒浸7日后开取，去渣即成。

【宜忌】服药酒期间勿食萝卜。

附录一：

延年益寿用酒

神仙延寿酒

【药物配比】生地黄、熟地黄、天冬、麦门冬、当归、川牛膝、杜仲、小茴香、巴戟天、枸杞子、肉苁蓉各60g，补骨脂、砂仁、白术、远志各30g，人参、木香、石菖蒲、柏子仁各15g，川芎、白芍、茯苓各60g，黄柏90g，知母60g，白酒10L。

【制法与服法】将前24味捣碎，入纱布袋，置容器中，加入白酒，密封，隔水加热1.5小时，取出容器，埋入土中3日以去火毒，静置待用。口服，每次服10~15mL，日服1~2次。

【功能主治】滋阴助阳，益气活血，清虚热，安神志。适用于气血虚弱、阴阳两亏夹有虚热而出现的腰酸腿软、乏力、气短、头晕目暗、食少消瘦、心悸失眠等症。

延龄酒

【药物配比】枸杞子240g，龙眼肉120g，当归60g，炒白术30g，黑大豆350g，白酒5~7L。

【制法与服法】将前4味捣碎，置容器中，加入白酒，另将黑豆炒至香，趁热投入酒中，密封，浸泡10日后，过滤去渣即成。口服，每次服10mL，日服2次。

【功能主治】养血健脾，延缓衰老。适用于精血不足、脾虚湿困所致的头晕、心悸、睡眠不安、目视不明、食少困倦、筋骨关节不利等症；或身体虚弱，面色不华。平素偏于精血不足、脾气不健者，虽无明显症状，宜常服，具有保健延年的作用。

黄精酒

【药物配比】黄精、苍术各2kg，枸杞根2.5kg，松叶4.5kg，天冬1.5kg，杏仁500g、怀山药500g、牛乳500mL，白酒10L。

【制法与服法】将杏仁研烂，加入牛乳绞汁，以杏仁汁尽为度，后取怀山药调和匀，与诸药（先研细）共入瓷瓶盛之，密封，隔水煮24小时乃成。口服，每日空腹温服50mL。

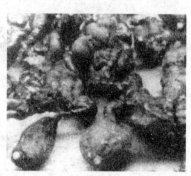

黄精

【功能主治】滋养肺肾，补精填髓，延年益寿。

首乌酒

【药物配比】制首乌、熟地黄各30g，当归15g，白酒1L。

【制法与服法】将上药切碎，以纱布袋装好，浸于酒中，容器封固，半月后即可开启使用。每日饮10~15mL。

【功能主治】适用于肝肾不足、精亏血少引起的头晕耳鸣、腰酸、须发早白等症。

延年百岁酒

【药物配比】熟地黄、丹参、北黄芪各50g，当归身、川续断、枸杞子、龟板胶、鹿角胶各30g，北丽参（切片）15g，红花15g，黑豆（炒香）100g，苏木10g，米双酒1.5L。

【制法与服法】将前5味中药研成粗粉，与余药（二胶先烊化）同置容器中，加入米双酒，密封，浸泡1~3个月后即可取用。口服，每次服10~15mL，每日早、晚各服1次。

【功能主治】补气活血，滋阴壮阳。适用于早衰、体弱或病后所致之气血阴阳不足而症见头晕眼花、心悸气短、四肢乏力及腰膝酸软等。

合和酒

【药物配比】甜杏仁60g，花生油40mL，地黄汁150mL，大枣30g，生姜汁40mL，蜂蜜60mL，白酒1.5L。

【制法与服法】将生姜汁同白酒、花生油搅匀，倒入瓷坛内；将蜂蜜重炼，将捣烂成泥的杏仁、去核的大枣，同蜂蜜一齐趁热装入瓷坛内，置文火上煮沸；将地黄汁倒入冷却后的药液中，密封，置阴凉干燥处，7日后开封，过滤备用。口服，每日早、中、晚饮服，以不醉为度。

【功能主治】补脾益气，调中和胃，养阴生津，强身益寿。适用于脾胃不和之气机不舒、食欲不振、肺燥干咳、肠燥便秘等。

草还丹酒

【药物配比】石菖蒲、补骨脂、熟地黄、远志、地骨皮、牛膝各30g，白酒500mL。

【制法与服法】将前6味中药共研细末，置容器中，加入白酒，密封，浸泡5日后即可饮用。口服，每次空腹服10mL，每日早、午各服1次。

【功能主治】理气活血，聪耳明目，轻身延年，安神益智。适用于老年人五脏不足、精神恍惚、耳聋耳鸣、少寐多梦、食欲不振等症。

菊花酒

【药物配比】菊花、生地黄、枸杞根各800g，糯米10kg，酒曲适量。

【制法与服法】将前3味中药加水10L煮至减半，取汁备用；糯米浸泡，沥干，蒸饭，待温，同酒曲（先压细）、药汁拌令匀，入瓮中密封，候熟澄清备用。口服，每次温服30mL，日服3次。

【功能主治】壮筋骨，补精髓，清虚热。适用于年老体弱者，可延年益寿。

却老酒

【药物配比】甘菊花、麦门冬、枸杞子、焦白术、石菖蒲、远志各6g，白茯苓70g，人参30g，肉桂25g，何首乌50g，熟地黄60g，白酒2L。

【制法与服法】将前11味中药共制为粗末，置容器中，加入白酒，密封，浸泡7日后，过滤去渣即成。口服，每次空腹温服10mL，日服2~3次。

【功能主治】益肾健脾，养血驻颜。适用于精血不足、身体衰弱、容颜无华、毛发憔悴。

延寿九仙酒

【药物配比】人参、炒白术、茯苓、炙甘草、当归、川芎、熟地黄、白芍（酒炒）、生姜各60g，枸杞子250g，大枣（去核）30枚，白酒10L。

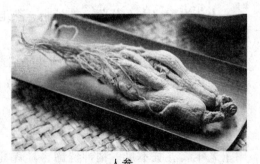

人参

【制法与服法】将前11味中药捣碎，置容器中，加入白酒，密封，隔水加热至鱼眼沸，置阴凉干燥处，浸泡5~7日后，过滤去渣即成。口服，不拘时候，适量饮用，勿醉。

【功能主治】补气血，益肝肾，疗虚损。适用于诸虚百损。

松龄太平春酒

【药物配比】熟地黄、当归、枸杞子、红曲、龙眼肉、荔枝蜜、松仁、茯苓各100g，白酒10L。

【制法与服法】将前8味中药捣碎，入纱布袋，置容器中，加入白酒，密封，隔水煮45分钟，过滤去渣即成。口服，每次服25mL，每日早、晚各服1次。

【功能主治】益寿延年。适用于老年人气血不足、体质虚弱、心悸怔忡、健忘、失眠等症。

鹿骨酒

【药物配比】鹿骨100g，枸杞子30g，白酒1L。

【制法与服法】将鹿骨捣碎，枸杞子拍破，置净瓶中，加入白酒，密封，浸泡14日后，过滤去渣即成。口服，每次服10~25mL，每日早、晚各服1次。

【功能主治】补虚羸，壮阳，强筋骨。适用于中老年人行走无力、筋骨冷痹、虚劳羸瘦、四肢疼痛等症。

山萸苁蓉酒

【药物配比】山药25g，肉苁蓉60g，五味子35g，杜仲（微妙）40g，川牛膝、菟丝子、白茯苓、泽泻、熟地黄、山萸肉、巴戟天、远志各30g，醇酒2L。

【制法与服法】上药共捣碎，置于净器中，酒浸，封口，春夏5日，秋冬7日，去渣备用。每次空腹温饮20~30mL，每日早、晚各1次。

【功能主治】适用于肝肾亏损，头昏耳鸣，怔忡健忘，腰膝酸软，肢体不温。

枸地红参酒

【药物配比】枸杞子、熟地黄各80g，红参15g，茯苓20g，何首乌50g，白酒1L。

【制法与服法】将前5味捣碎，置容器中，加入白酒，密封，浸泡15日后，过滤去渣即成。每次口服15~20mL，每次早、晚各服1次。

【功能主治】补肝肾，益精血，益寿延年。适用于早衰，耳鸣，两目昏花。

附录二：

补血益气用酒

养颜乌须酒

【药物配比】生地黄120g，大当归60g，小红枣肉90g，赤、白何首乌各500g，生姜汁120mL，麦门冬30g，核桃仁90g，枸杞子60g，莲子肉90g，蜂蜜90mL，糯米10kg。

【制法与服法】将赤、白何首乌先用水煮过，生地黄以酒洗净，再用煮过何首乌的水来煮地黄至水渐干，加入生姜汁，再以文火煨至水尽，遂将地黄捣烂备用；以糯米加水6L再加适量酒曲酿酒，至有酒浆时，将捣烂的地黄均匀调入酒糟中，3日后去糟取酒液，再将赤、白何首乌等所有的药物装入纱布袋，悬于酒中浸泡，容器密封，隔水加热约1.5小时，取出埋土中3日，去火毒后，便可饮用。每次饮50mL，一日3次。

【功能主治】适用于肝肾精血不足导致的腰酸无力、须发早白、面色萎黄、大便偏干等症。

徐国公仙酒

【药物配比】龙眼肉1kg，醇酒2L。

【制法与服法】将龙眼肉置于坛内，用酒浸之，封口，半月后取用。早、晚各随量饮用。

【功能主治】适用于心血不足，惊悸不寐，怔忡健忘，老弱体虚。

周公百岁酒

【药物配比】黄芪、茯神各60g，肉桂18g，当归、生地黄、熟地黄各36g，党参、白术、麦门冬、茯苓各30g，五味子24g，陈皮、山萸肉、枸杞子、川芎、防风、龟板胶各30g，羌活24g，白酒10L。

【制法与服法】将上药装入布袋（亦可加入冰糖200g、大枣适量），浸于酒中，装坛封好，再用热水隔坛加热，煮沸2小时，然后将坛取出，静置7日后即可开启饮用。每次服15~30mL，孕妇忌服。

【功能主治】适用于气血衰减、亡血失精之四肢无力、面色无华、食少消瘦、须发早白、头眩等症。对气血虚弱，又感受风湿之肢体麻木、活动受限等病症也有治疗作用。

枸杞龙眼药酒

【药物配比】牛膝、杜仲、五加皮各90g，枸杞子、龙眼肉各120g，大枣500g，生地黄、当归身各120g，红花30g，白糖1kg，蜂蜜1L，甘草30g，酒7.5L。

【制法与服法】将药盛入纱布袋浸酒中，封固，隔水加热后取出晾凉，数日后即可饮用。每日饮30mL，不可过量。

【功能主治】适用于肝肾精血不足之腰膝少力、筋骨不利、头晕、目暗、心悸、失眠等症。体质属肝肾虚弱者，无明显症状也可饮用。

桑龙药酒

【药物配比】桑葚、龙眼肉各120g，白酒5L。

【制法与服法】将上药入酒中，坛口封固，10日后即可饮用。视酒量为度。

【功能主治】适用于心脾不足、阴虚血少所致的心悸失眠、体弱少力、耳聋目暗等症。

龙眼补血酒

【药物配比】龙眼肉、制首乌、鸡血藤各250g，米酒5L。

【制法与服法】将上药切片，加入米酒封好，浸10日。在浸泡过程中，每日振摇1~2次，以促进有效成分浸出。每次饮10~20mL，每日1~2次。

【功能主治】适用于血虚气弱所致面色无华、头晕心悸、失眠、四肢乏力、须发早白等症。

五精酒

【药物配比】枸杞子、天冬各50g，松叶60g，黄精、白术各40g，米酒1.5L。

【自制与用法】将上药粉碎成粗末，与米酒一起放入瓷坛内，加盖密封，放在阴凉处3～5周，每日摇动1次，启封后滤去药渣即成。口服，每日早、晚各服1次，每次服15～25mL。

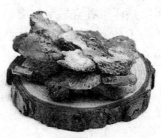
黄精

【功能主治】补肝肾，益精血，补气健脾。适合有体倦乏力、食欲不振、头晕目眩、须发早白、肌肤干燥发痒等症状者服用。尤其适合属阴虚体质的中老年人服用。

人参狗肾酒

【药物配比】人参1根，黄狗肾1副，米酒1L。

【自制与用法】将黄狗肾、人参洗净，切成碎末，与米酒一起放入瓷坛内，加盖密封，放在阴凉处保存2～4周，每日摇动1次，启封后滤去药渣即成。口服，每日早、晚各服1次，每次服10mL。

【功能主治】大补元气，强肾壮阳，益精补髓。适合有腰膝酸软、心腹冷痛、阳痿精冷、神疲乏力等元气不足、肾阳虚弱症状的中老年人服用。若能用海狗肾代替此方中的黄狗肾，效果更佳。

牛膝人参酒

【药物配比】牛膝、巴戟天、制附子、山茱萸、川芎、人参、五味子、黄芪、磁石各20g，五加皮、肉苁蓉、防风、生姜各25g，熟地黄、花椒、肉桂各15g，茵陈10g，米酒2.5L。

【自制与用法】将上药捣成粗末，与米酒一起放入瓷坛内，加盖密封，放在阴凉处保存3～5周，每日摇动1次，启封后滤去药渣即成。口服，每日早、晚各服1次，每次服15～20mL。

【功能主治】补肾温阳，强筋壮骨，益气养血，祛风除湿。适合有腰腿疼痛、下元虚冷、气虚无力等阳衰症状的中老年人服用。属阳盛体质者应忌服此酒。

【宜忌】本品处方中的附子毒性较大，需要在用药时加工炮制。